腰痛は脳の勘違いだった

戸澤洋二

痛みのループからの脱出

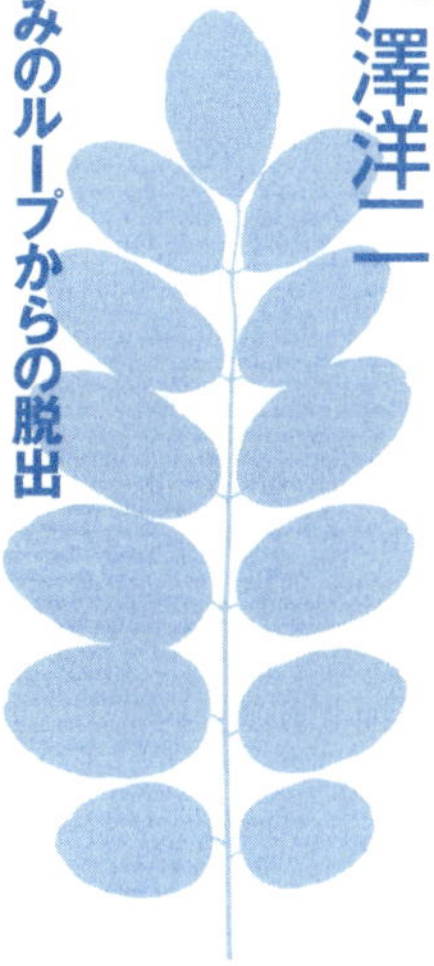

風雲舎

オマージュ

慢性疾患に悩む人へ、すべての医療者へ

帯津良一

腰痛のつらさはよくわかる。私自身もその経験者だからだ。ただ、私の場合は急性の腰痛である。突然発症して、本当に痛いのは一日か二日、一週間もすれば完治する。それも年に一回か二回である。この本の著者の場合に較べれば、軽症も軽症、まったく比較にもならない。

私の原因ははっきりしている。脳のストレスなどという高級なものではない。日曜日、ソファーに寝ころんでテレビを見ていることが原因である。腰の筋肉の緊張が緩んで、血流が悪くなるのだろう。しかし最近は腰痛に見舞われたことはない。最後の腰痛がいつだったか思い出すこともできない。考えてみると、日曜日、ソファーに寝ころんでいるなんていうことも絶えてない。それほど忙しくなったということなのだろう。

もう一つ持病がある。いやあった。メニエール氏病である。

突然、めまいと吐き気が起こって動けなくなる。だいたいは二、三時間でおさまる。これも年に一回か二回だが、これから講演を始めようとするときなどに起こるとたいへんだ。一度、穴をあけてしまったことがある。

耳鼻科の友人の診療を受けたことがある。

診断はメニエール氏病。治療法はないと言う。私が医者であり友人なので、極論を言ったのだろう。要はストレスを避ければいいと言う。冗談じゃない。現役の医者だぞ！　ストレスを避けるなんてことをできるわけがないじゃないか。それでも、わかったと言って帰ってきたものである。このメニエールも発作が起こらなくなって、もう六、七年になる。ありがたいことだ。

それにしても何が効いたのだろう。専門家に治療法はないと言われたが、自分なりにいろいろ試みてはみた。西洋医学も漢方も、得意のホメオパシーも。そのほかのさまざまな代替療法もである。代替療法を大いに駆使したがん治療を行なっていると、代替療法家が少なからず売り込みにやって来る。私のメニエール――といっても普段は悲鳴を上げるだけだが――、これを治してくれたら信用しようと、試してみたことも二度や三度ではない。

そしていま、ハッと気がついたのだ。私のメニエールが治った原因の第一は、本著の言う「痛みのループからの脱出」に勝利をおさめたからにちがいないと。

無意識のうちに、いつの間にか私の脳がストレスから逃れようとしなくなり、かつ脳の勘違いを解き、脳をリセットしていたのではないだろうか。日々の生活からいえば、ストレスはむしろ増えているが、以前は、私の脳はこれから逃れようとしてメニエールを起こしていたにちがいない。近年は、ストレスから逃れようとせず、これをあるがままに受け入れるようになったのだろう。

また私には耳鳴りもあるのだが、耳鳴りするのが当たり前とする我が脳の勘違いを解くために、著者のようにラジコン模型飛行機に夢中になったわけではない。私の趣味といえば旅と酒。これは昔からやっている。思うに、同じ旅と酒でも、その味わいが深くなり、ストレスを吸収してくれたのではないか。それが、著者のラジコン模型飛行機に匹敵する効果をもたらしたにちがいない。だからメニエールも耳鳴りも、「痛みのループ」から脱出できたに相違ない。

私本来の医療に即していえば、もともと、がんは単なる体だけの病ではない。心にも生命(いのち)にも深く関わる病ととらえ、私は治療における心の重要性を説いてきた。しかし著者のような「回路の論理」には思い至らなかった。そこに惹かれ、なるほどと合点しながら読んだ。「回路の論理」に思いつくとは、さすがは工学畑の人だ。しかし腰痛に悩む人のなかには工学畑の人もたくさんいるだろう。皆がみな、思いつくわけではない。やはり著者は非凡な人なのだ。

もうおわかりだろうと思うが、著者の「回路の論理」は腰痛だけでなく、がんをはじめすべての慢性疾患に通ずる治癒の原理なのかもしれない。とすれば大いなる福音である。ひょっとすると新しい医学の誕生なのかもしれない。

これは慢性疾患に悩む人の必見の書であり、そして何よりも、すべての医療者には一度は読んでいただきたい書である。

（帯津三敬病院名誉院長・日本ホリスティック医学協会会長）

腰痛は脳の勘違いだった……〈目次〉

【第三章】激痛

【第四章】心と痛みの関係

カバー装幀――山口真理子

はじめに——たかが腰痛、されど腰痛

本書は闘病記である。

といっても、生死に関わるような病気ではない。「たかが腰痛」の話である。

腰痛は「病気」ではなく「障害」であると言う医者もいる。

腰痛が直接の原因で死んだ人はいない。

だからはたから見れば「たかが腰痛」ということになるのだが、意外にも現代人の健康の悩みの第一は、この「たかが腰痛」だそうである。中高年だけでなく若年層でも、腰痛に悩む人は多い。なにしろ日本の腰痛患者は一千万人ともいわれていて、

「腰が痛くてねぇ」

と一言口にすれば、右からも左からも、

「私もそうなんですよ」

と同病者が名乗り出てくる。

もっとも腰痛の大半は急性のもので、そのほとんどが短期間で治ってしまう。それが「たかが腰痛」といわれるもう一つの所以(ゆえん)でもある。

だが、そう簡単に治らない腰痛もある。

私が突然の腰痛と「坐骨神経痛」に襲われたのは、ちょうど五十歳になったときだった。左臀部や左足下部の激痛で十メートルと歩けなくなった。電車の一駅区間も車内で立っていられなくなった。座れない、立てない、歩けない、はたまた横になって眠れない。四六時中襲ってくる腰部や下肢の痛みに耐えながらの日常生活が始まった。

自分がそうなってはじめて、腰痛が決して「たかが」などと軽んじられてすまされるものではないということがわかった。腰痛は「たかが」どころか、七転八倒の深刻な苦しみをともなう「病気」である。

私の症状に関していえば、「坐骨神経痛」という用語が正しいかどうかは定かでない。腰部や下肢の疼痛症にはいろいろな「病名」がつけられていて、医者によって見方が違ってくる。しかし「坐骨神経痛」というのが一般的にわかりやすいと思うので、ここではその名称を使うことにする。

洋の東西を問わず、腰痛に関する書物は、医師や専門家が書いたものから当事者の闘病記まで山ほどある。私もそうした解説書をあれこれ読んでみたが、一言でいって諸説紛々、読めば読むほどわからなくなるというのが正直な感想だった。共通しているのは「必ず良くなる」というキャッチフレーズだけで、まったく正反対の治療法が書いてあったりする。結局私に理解できたのは、「腰痛の原因はいまだ解明も立証もされていないし、治療方法も確立されていない」ということであった。

私は医者もさじを投げるほどの厄介な「慢性腰痛病」患者であった。

「慢性」という言葉を広辞苑で引くと、「症状が激しくなく、経過の長引くような病気の性質」とある。

どの程度経過が長引けば慢性というのか時間軸の量的な定義がないが、私のように五年も六年も症状に苦しめば、まさに慢性そのものである。しかも症状は激しく、どうにもつらい持病である。何をもって「症状が激しくなく」などと規定するのか、このフレーズは気にいらない。

腰痛に苦しんだ七年間、私は大学病院から町の鍼灸治療院までドクターショッピングを重ねた。出会った医師はたくさんいた。代替治療にも行った。代替治療の先生は、まるで言葉の暗示が強力な治療手段の一つであるかのように、決まって「必ず良くなる」と自信たっぷりに言った。

ある整形外科医は「腰痛なんかほっとけば大体は自然治癒するのだ、よく代替治療院とかで良くなったというけれど、あれはほとんどが自然治癒で、たまたまそのときにその治療院にかかっていただけの話」と切り捨てた。

この世界は混沌としていた。仮に大先生のお説であっても、自分の症状に合わなければ効果は出ないし、また、自分で納得できなければ「悩みの迷宮」に入り込むだけである。

一般的に腰痛症の治療は保存療法と手術治療に大別される。大別といっても要するに手術以外の治療法が保存療法ということで、筋力訓練などのリハビリテーションから、鍼灸、ヨガ、整体、さらに補助装具をつけたり、薬物を使ったりしながらする治療はすべて保存療法ということになる。

保存療法では、圧倒的に健康保険の利かない代替治療院や薬が巷にあふれているが、症状は人によって千差万別でもあるから、そこへ行けば必ず治る治療院もまたありえないように思えた。その一方で、あちこちの医療機関で会った多くの患者のうち、手術経験者が多いことにも驚いた。しかし手術をしてすっきり治る患者は一握りのように思える。

いずれにしても症状の直接原因が明快であれば治療方針も立とうと思うのだが、現実には腰痛患者の大半は「痛み」の根本原因が見えていないことが多いのである。

人間も含めて生き物は、基本的に自然治癒能力を持っている。

機械と違って、一度壊れたら、壊れっぱなし、でもないのである。

脳にダメージを受けて植物人間になり、医者も手のほどこしようがなかった人が、ある日突然目覚めたという話は、まさに人間の神秘的な自然治癒能力の興味深さである。

では自然治癒能力とは何かといえば、生体のコントロールタワーが体の異常を察知して、一生懸命正常化しようとする働きではなかろうか。

もちろんそれで正常化されればいいのだが、生命に影響がない程度に病状が慢性化してしまうと困ったことになる。コントロールタワーが、慢性化した状態を「これが正常だ」と思い込んでしまい、正常化の努力をしないばかりか、その「悪い状態」を維持しようとさえしてしまうのである。

腰部に長年の慢性痛があって、その痛みの原因が仮に椎間板ヘルニアであったとして、慢性患者から痛みの原因を手術で取り除き、腰痛から解放したとする。するとコントロールタワーは「痛みがなくなったのは異常」と判断し、「長年の慢性痛こそが正常」として再び痛みを復活させてしまう。慢性患者が手術を受けても再発することが多いメカニズムとは、こんな仮説もあるのではなかろうかと考えてしまう。

私は医者でもないし、サイコセラピストでもないが、七年間にわたって苦しんだ「実績ある腰痛患者」である。この七年間、医者から医者へと渡り歩いてさまざまな治療を受けながら、その一つ一つの結果に対して「なぜ効果がなかったのか」「どうしていい結果が出たのか」ということを、屁理屈でも何でもいいから自分なりに分析し、解釈してから次のステップへと進んでいった。そして自分で仮説を立て、自分の体で「臨床実験」をして確認してみた。それもこれも、私の職業と性格が「技術屋」ゆえの性癖である。

専門家が著した文献書物では専門用語が飛び交い、難しいことがたくさん書いてある。「過去の治療方法は間違いである」という内容も数多く書かれている。だが自分自身がそうであったように、患者が知りたいことは、「なぜ慢性疼痛が発症したのか、なぜ痛いのか、なぜ治らないのか、どうすれば治癒するのか？」だけである。

結局、私の慢性坐骨神経痛は、自分自身の「心との闘い」であった。心と脳との闘いであった。次から次へと治療を体験しては失敗を繰り返した。「この痛みから解放されることはもう一生ないのではないか……」という強迫観念と闘う毎日だった。

しかし、どんなに痛くても日常という現実があり、日々痛みと戦いながら生きていかなければならない。不安にさいなまれながらも時には笑い、楽しみを見出し、趣味と生きて、必ず治ると信じて歩んできた。そして最終的に、あっけないほどの結果が待っていた。

ある治療方針に確信を持ち、実践してみると、わずか三ヵ月でウソのように症状は消滅し、完治したのである。私をあれほど苦しめた激痛の原因は、脳の勘違い――痛みのループを繰り返していたのだった。

本書はそんな闘病記である。「つらくも楽しい」坐骨神経痛との闘いの記であり、完治した者の一人として、同じ症状に悩む人に少しでも参考になればと思っている。

【第一章】

発症

高台の家

その土地は、当時住んでいた青梅市内の多摩川沿いのマンションから一キロと離れていない場所にあったが、あまりにも魅力的すぎた。

四方を森に囲まれた高台にあって、北側にはＳＬが鎮座する鉄道公園がある。晴れた日の東側の眺望は、はるか新宿副都心のビル群が蜃気楼のように望まれた。夜には宝石をちりばめたような夜景が広がり、カップルが車で乗りつける人気のデートスポットでもあった。

そんな土地の六十区画を、さる大手商社が売りに出したのはまだバブルの頃だった。しかし多摩地区でも端っこに位置する青梅市にしては億近い金額だったため、ほとんど売れなかったらしい。それがどんなふうに転売されていったか知らないが、ある春先の日曜日の朝、「建築条件付土地売出し中」という新聞の折り込み広告が私の目にとまった。いや、目にとまったどころか、釘付けになってしまったのである。

その当時住んでいた川沿いの三ＬＤＫのマンションは、夫婦と一人娘の三人住まい、手狭で困るということはなかった。妻は前の道路を走るダンプカーがうるさいと時折不満をもらすこともあったが、私はそこを出る気はなかった。ましてやもう一度借金して一戸建てを購入しようなどとは、まったく考えていなかった。少なくともその折り込み広告を目にするまでは――。

しかし、人生、何が起こるかわからない。

その年の夏にはこの高台の土地を購入し、翌年の正月には、小さいながらも夜景を望むルーフデッキのある素敵な家が完成してしまったのだ。なんのことはない、衝動買いである。それも二十五年の高額長期ローンを組んでのことである。そんなローンの支払い能力が自分にあるかどうか考えもしなかったが、金を貸してくれる銀行も銀行である。

実をいうと、衝動買いはこの高台の家が初めてではなかった。この高台の家を買う前に住んでいた川沿いのマンションも、まったくの衝動買いによって手に入れたのであった。

二十数年前、三十歳になったばかりの私は、当時あまりやる人のなかったフライフィッシングに夢中になっていた。高価なアメリカ製の釣り竿や毛ばりの材料やらリールなど、ほとんど輸入品ばかりを集めていた。そして土曜日になると毎週のように、当時住んでいた都内から青梅市内を流れる多摩川中流地帯に車を走らせ、釣りに出かけた。もう今では夢のような話だが、その頃は青梅市内の多摩川でも、時には銀色に光る尺近いヤマメが毛ばりで釣れることがあったのである。

しかし週末の多摩川は川遊びの人で賑わっている。ヤマメは怯えて石の下深く潜って動かない。日中釣れることはまずありえない。人気もなくなった日没前、川面（かわも）をカゲロウが飛び回る時間になると、突然「バシャッ」と大石の向こう側から身を躍らせ、水面を飛び立つカゲロウを捕食する大ヤマメが出現する。

だからフライマンは夕闇せまる川面をじっと凝視して、その気のあるヤマメが水面を割って出てくるのをひらすら待っているのである。ヤマメが飛び出せばしめたもので、高鳴る胸の鼓動を抑えながら、川面を飛んでいる水生昆虫とそっくりの毛ばりを「ふぁわ」とそこにキャストするのである。

五月のとある土曜日の夕刻だった。いつもと同じでヤマメは釣れはしなかったが、それでも新緑の匂いがいっぱい詰まった空気とそれなりの満足感を満喫して、水に濡れたウエーダー（釣りの長靴）を鳴らしながら河原から上がった。すると、空き地に駐車した私の車の前に背広姿の中年の男が立っていて、いかにも商売的な笑顔で「こんばんは」と声をかけてきた。

「釣れましたか？」釣り人がかけられる言葉は決まっている。

「いや、駄目です」釣り人が返す言葉も大体決まっている。

「わたしね、ここに建つマンションの紹介をしているんですよ」

言われて見ると、ずっと空き地だった川岸沿いの広場に、なにやら大きな建物が建造中である。

「あなた、ここに住んだら毎日釣り三昧ですよ……」

なんとも衝撃的なことを言うやつだった。

「いや、マンション買うつもりも、金もありませんから」

そう言って着替え始めた私に、男は釣り人の心理をくすぐる言葉を次々と放ち、パンフレットが入った分厚い封筒を車の中に放り込んでいった。

当時は娘もまだ小さく、ただ同然の都営団地に住んでいて、家を持つなどまったく考えていなかった。ましてや釣りに行くならいざしらず、東京の端っこに位置する青梅に住もうなどとは思いもしなかった。

しかし、家に帰って男が放り込んでいったパンフレットを見れば見るほど、男の甘い言葉が呪文のように脳裏から離れなくなってしまった。確かにあそこに住めば、毛ばりを結んだロッドを玄関に置きっ放しにして、出勤前に一振り、帰宅してまたイブニングライズを……などとイメージが膨らむばかりで、通勤のことや家族のことなどまるで考えていない自分がいた。

妻には一応相談した。

彼女も持ち家など計画外のことだからピンとこない様子であり、また青梅がどんなところかも知らないので、ほとんど興味を示さなかった。まさか私が翌日の日曜日に、また一人でのこのこ出かけていって手付を打ってくるとは思いもしなかったはずである。

翌日にあわてて決めてしまったのは、すでに五割がたが契約済で、私が欲しかった西側の角部屋は六階の一つしか残っていなかったからである。完成図面の位置関係からすると、西側の角部屋からは、多摩川のいつも攻める左にカーブした大淵のあるヤマメスポットが見下ろせる。ここに陣取れば、週末の夕刻は部屋でビールを飲みながら双眼鏡で川面をチェックし、ヤマメがバシャッと出てくる水面の波紋が見えたら、やおら玄関に置いたロッドを片手に崖を降りればいい手はずなのである。

かくしてその川沿いのマンションは衝動買いされ、引っ越しはいやだと泣き叫ぶ娘をなだめ、呆れて口も聞いてくれない妻を拝み倒して、翌年の一月にここ青梅に引っ越してきた。

ところが越してきて、私は大きなショックを受けた。川べりの樹木が邪魔になって、西側の窓から見えるはずのヤマメスポットの大淵の水面が見えなかったのだ。

持ち家を買うというのは人生でも一番の大きな買い物であり、あちこち見て歩き、検討に検討を重ねて決めるというのが普通の人のやることであろう。だが私は大体が先行きを考えない楽天的人間であるゆえ、川沿いのマンションを釣りをしたいばかりに買ってから十五年後に、またしても、何の計画も調査も検討もなく衝動的に、今度は高台の家を買ってしまったのである。

当然マンションのほうは売却して、新しい家の購入資金の一部に充当することをもくろんでいた。が、十五年以上住んだ集合住宅は思った価格で売れず、どんどん値下げした結果、内装のリフォーム代とローンの残りを差し引いた売却金の残金は、新しい家の頭金にも不足した。これはかなり思惑違いであり、早い話が多額のローンが残ったのである。やはり分不相応であったことは確かであった。まして、後々このことが自分を苦しめる持病のタネになるとは思いもしなかった。

宣告は坐骨神経痛

高台の家はすべてを満足させてくれた。

閑静な環境と、これ以上ない日当たりは、冬の夕刻でも暖かな日差しを家の隅々まで運んでくれたし、何よりも小さいながらウッドデッキのある芝生の庭が気に入った。

春から初夏にかけては一日中ウグイスが鳴き、また晩夏にはヒグラシの声が涼風を運んできてくれた。

引っ越した年は、四季折々に妻と二人で小さな庭作りに励んだ。

私は南側のフェンスにつるバラを配置し、妻は東側に菜園、西側にイチゴと紫のハーブを植え、色とりどりの花々が小さな庭を賑やかにした。

ローンは確かに高額ではあったが、一人娘はすでに就職しており、同年代の同僚に比べればこの年代でいちばんかかる教育費もなかったから、定年までの十年間で一気に返済してしまおうという意気込みはあった。

ところが二十一世紀に突入すると、徐々に低迷の兆しのあった日本経済は突如急降下を始め、官公庁を主顧客とする私の会社も他の例にもれず赤字に転落していった。会社は管理職を狙い撃ちにして早期退職勧告、給与賞与カットという手段に出た。

弱ったことにそのせいで、ボーナスが出ても、ボーナス時に支払うローンの金額に満たないため、預貯金を取り崩さなければならなくなった。「ボーナス時には家計が苦しくなる」という逆現象が起こったのである。この家を買ったことを、やはり考えが甘かったと反省せざるを得なかった。

そうはいっても、快適な家がそこにあった。今すぐ問題が発生するわけでもなかったから、楽天家は問題を先送りにして、現実を楽しんでいた。

翌年、庭の東端に洋風のレンガで囲ったエリアを作ろうと思い立って、たくさんのレンガとセメント類をホームセンターで買い込み、二月の三連休に作業に取りかかった。庭の土壌が悪いので、レンガ壁で囲った中に三十袋ほどの良質培養土やら黒土を敷き詰めた。

作業は順調に進み、なかなか趣のある一角が誕生したが、三日目の午後あたりから腰のあたりが重たくなって、いやな感触がめばえた。なんでもやり始めると夢中になる性格で、やりきらないと気がすまない。三日間、中腰で作業を続けた結果、案の定、いつもの「イテテテ」が始まったのだった。

腰痛とのつき合いは二十代からで、年に一回ぐらいは「イテテテ」があった。しかし長くて二週間も我慢すれば回復するのが常だったから気にもせず、持病という自覚はなかった。そのときも、前かがみでしか歩けない日が二、三日続いたものの、その後回復してきて会社を休むこともなく、一週間ぐらいで復調した。

ところが腰痛は治まったが、なんだか左足の膝裏がちくちくと痛み、これがだんだんと増幅してくる。庭作業でしゃがみ込んでいたので、以前マラソンで痛めた腱がまた伸びて痛み出したのだろうぐらいに考えていた。しかし三週間たっても膝裏の痛みは消えず、同じ左足の下部も後を追うように痛み出した。

そこで職場近くの整形外科へ行ってみた。

「無理な姿勢で庭仕事をしたせいか、腰の痛みは治まったんですが、なんだか足の筋も痛めてしまったみたいです。湿布してもなかなか治りません」

若い整形外科医はしばらく私の足やら腰やらをいろいろチェックしていたが、やがて意外なことを口にした。

「これは筋とかじゃあなくて、神経痛だね」

「はあ？　神経痛ですか？」

急にそんなことを言われてもピンとこない。神経痛というのは年寄りが寒い冬などに痛んで困るような病気であって、そんな病名は自分にまったく無関係のものであると思っていた。

「腰痛は昔からあるといいましたね、今回も腰が痛かったんでしょう。これは坐骨神経痛です」

「ざ、ざこつ神経痛？　坐骨って、お、お尻のホネのことですか？」

五十年の人生で初めて聞いた単語だった。

これが七年間にわたって私を苦しめることになった坐骨神経痛との嬉しくない出会いだった。

半年でやめた理学療法

若い整形外科医は坐骨神経痛について詳しく説明してくれた。

「坐骨神経は、腰部から下肢へ続く人間の体の中でも一番太い神経で、膝の裏近くで腓骨（ひこつ）神経と脛骨神経とに二股に分かれます。腰部の椎間板ヘルニアなどがあると、神経根を圧迫して、足の末梢神経が痛むのです」

「すると、足が痛いのは腰の問題ということなんですか？」

「そうです。まず、レントゲンを撮ってきてください、それからまた説明します」

整形外科医はなんでもすぐＸ線を撮りたがる。

欧米ではＸ線は被爆量を考えてむやみに使わないというが、原爆被災国であるにもかかわらず日本の医者がやたらにレントゲンを使いすぎるのは問題ではないか……などと考える間もなく腰部レントゲンを撮られた。

ところがくだんの若い医者は、レントゲン写真を見ながら、「ＭＲＩ（磁気共鳴画像）を撮らないと詳しくわからないな」と腕組みした。

今でこそＭＲＩは大抵の病院に備わっているが、七年前ではどの病院にもあるというわけではなかった。ずいぶん大ごとになったと思ったが仕方ない。予約をして都内の病院でＭＲＩ検査をすることになった。

ＭＲＩとレントゲンの画像診断の結果、左腰部のＬ５（腰椎５番）とＳ１（仙骨１番）に小さな椎間板ヘルニアが見られ、これが坐骨神経痛の原因であろうという診断が下された。

ただちに理学療法が開始された。

理学療法というのは「牽引」とか「温感療法」とかの類で、最近の大手の整形外科では、効果がないという理由からやらないところも多い。しかし当時の私は、腰痛の治療法、まして初めて聞いた坐骨神経痛の治療法などについて何の知識もなく、若い整形外科医の指示にただ従

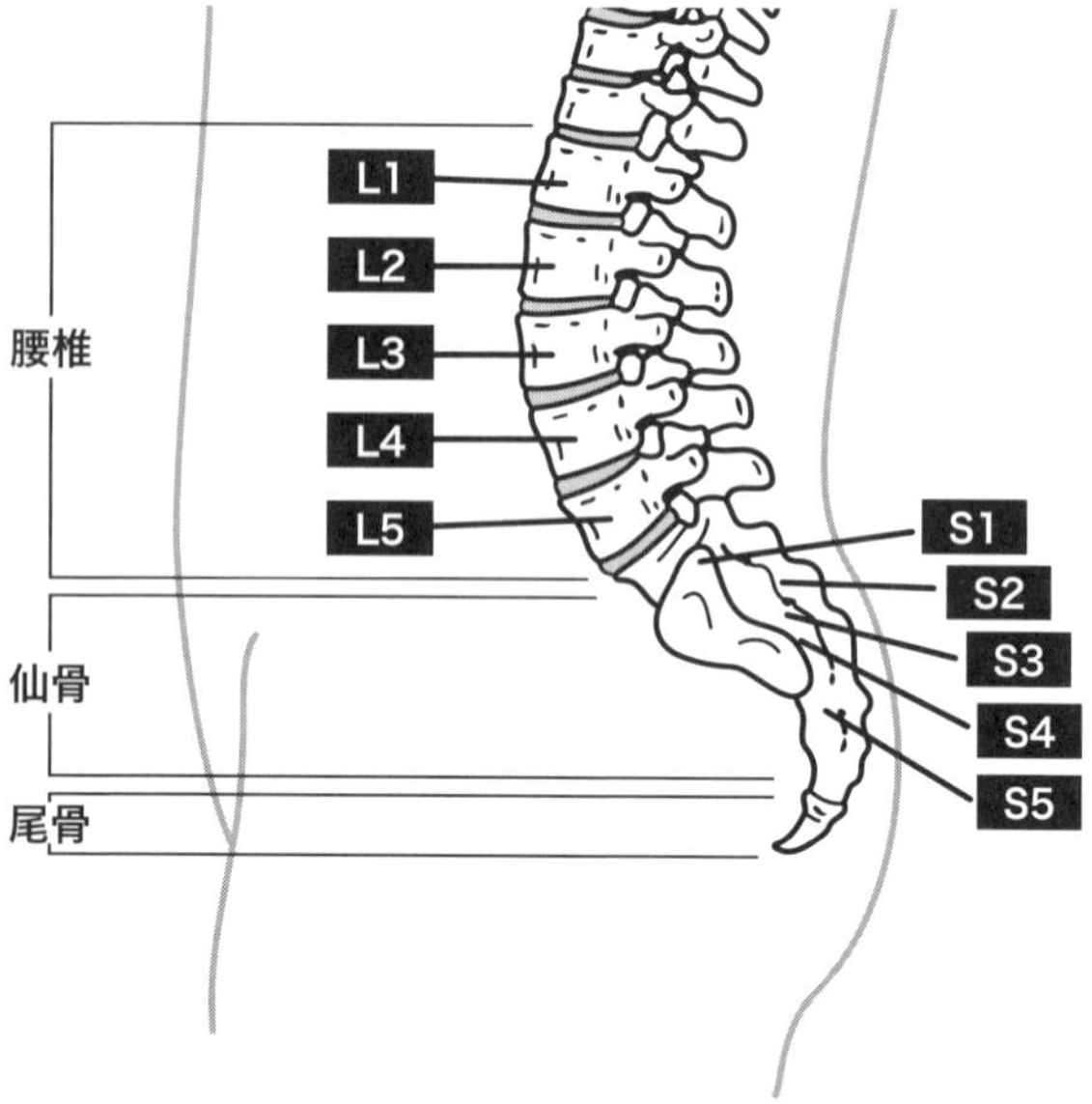

うばかりであった。

一、二週間も治療を受ければ完治するだろうと高をくくっていたところもあった。

病院は職場の裏手にあったので、週三回ぐらい、昼休みを利用してその病院の一階にあるトレーニングジムのような理学療法室に通い続けた。

理学療法は、ベッドでの腰部牽引、ホットパックによる温熱治療と低周波の電気治療器を使って筋肉の緊張をとるマッサージ治療、そして赤外線ヒーターでの温熱治療――という三点セットからなっていた。確かにこの三点セットを終えた後は、腰の調子はなかなかいい感じになったが、肝腎の神経痛にはさっぱり効果がない。それどころか、日増しに悪化の方向にあった。

春先から通院を始め、夏が近づいても、左足の痛みは一向に回復しない。左のお尻の中心と左足の脛外側の痛み、そして左足の甲部分が痺れるという症状が固定してしまった。

座っているときはまあまあよいが、ある程度の距離を歩いたり立ち話をしていたりすると左足の各部が痛み出した。一度痛み出すと、かなりの時間休まないと痛みが治まらなかった。

仕事は電気機器メーカーの設計部隊の管理職であったから、基本的に一日中会社で座っていることが多いため大きな障害ではなかったが、通勤の満員電車で立っているのがつらい日が多くなってきた。

そこへもってきて新規のプロジェクトの責任者になり、連日の深夜帰宅で疲労が重なると、てきめんに左足は痛み出した。

会社裏の整形外科の理学療法室には約半年間通ったものの、症状は少しも良化しない。むしろ悪化の一途をたどっていた。主治医の説明もだんだん明快ではなくなり、これではいくら続けていても治りそうもないと思って、結局、通うのをやめることにした。

はて、どうしたものか。セカンドオピニオンを聞くために、他の整形外科を二軒訪ねて医者に相談したが、整形外科での診断プロセスは、レントゲンに始まり、ＭＲＩの画像診断、そして理学療法を勧められ、鎮痛剤を処方して様子を見る——というお定まりのコースに落ち着くだけだった。

職場からほど近い大学病院の整形外科では、ＰＬＤＤ治療といって、レーザーを使う簡単な手術でヘルニアの治療をしていると聞いたので、行ってみた。

ＰＬＤＤ治療は、背中に小さな穴を開けて、そこから光ファイバーを使ってレーザーをヘルニアの患部に照射し、治療するというものである。

そこの医師と面談したが、「慢性化した古いヘルニアには効果が出ないことがある」とか、「手術するほどのヘルニアではない」とか、とにかく歯切れが悪い。第一、健康保険が適用されないので数十万円の費用が発生するという。もうそれだけ聞いて逃げ帰った。

このＰＬＤＤ治療は、当時流行の治療法だったらしいが、最近ではあまり効果がないということから廃（すた）れてしまったと、テレビの医療番組に出演した医師が説明していた。治療方法にも流行があるようだ。

カイロの魔術師

さすがの楽天家も、一向に回復しないどころか徐々に症状が悪化していくのには参った。春に発症してから、すでに十ヵ月が過ぎて季節は冬になっていた。歩行距離は痛みで次第に短くなってきていた。

最初の整形外科では半年通院してまったく治療効果がなかったし、他の整形外科に行っても同様の治療をするしかないという診断結果には、どうにも納得がいかなかった。「たいしたヘルニアではない」と言いながら、なぜ構造異常を治すという牽引治療をやらせるのだろうか。理解に苦しむ。

どうしたらいいのか——不安がつのり、一方で、だんだん腹が立ってきた。腹が立ってきた勢いで、腰痛と坐骨神経痛という持病に対していろいろ調べ始めた。

私は何ごとにつけ本から入るという性格である。「腰痛」「坐骨神経痛」に関する本を買い漁って、次から次へと読んでみた。ある本には「横を向いて寝てはいけない。仰向けに寝るべし」とある。別の本には「膝を丸めて屈んだ状態で寝るのがよい」とある。また、「足を組むのは絶対駄目」と書いてある本もあれば、「痛いほうの足を組むのはよい」としている本もある。まったくどうなっているのか。何がなんだかわからないのが腰痛治療の世界であるらしい

——そんなことが次第に理解できた。

どうも腰痛という病気は、その原因も治療法も千差万別であり、これといったものが確立されていないようだ。なかでも一番進歩していないのは、西洋医学をベースにした整形外科かもしれない、と私は勝手に解釈を始めた。そして、もう整形外科には行くまいと心に決め、今度

はインターネットで「腰痛」をキーワードに検索に没頭した。

これがまた驚くべき世界だった。「腰痛」の代替治療院のホームページや、個人ブログ、腰痛広場のようなＢＢＳ（電子掲示板）などなど、「腰痛」に関係するネット資料は、とてもとても検索しきれない、まるで無限に広がる宇宙のようであった。

そんなインターネットの宇宙で途方に暮れている頃、会社の人事部長が私の腰痛の話を聞いて、「たしか住まいは青梅だったよね、だったらいいところがありますよ」と、こんな話をしてくれた。

「去年、うちの社長がぎっくり腰になったときに、青梅のその先生に治療してもらったんだけど、行くときはまったく歩けなくて車椅子だったのに、帰りにはすたすた歩いて帰ってきてね。社長は『あの先生は神様だ』と言ってるよ。うちの会社の連中もずいぶん行ってるみたいなんだ。実は私も腰痛持ちでね、この前、痛くなったときに何回か通って、もうすっかりよくなりました。でも青梅は遠くてねえ……あなたは地元なんだから一度行ってみたらどうですか。土日もやってますよ」

「ほう、そんなところがあるんですか、こりゃあ、灯台下暗しだ」

早速教えられた「オフィスシマザキ」をインターネットで検索すると、立派なホームページが展開されている。カイロプラクティックだが、「スペシフィック」という冠が付いていて、なんだか特殊なカイロのようだ。

とにかく、わが家から車で十分とかからない、いつも通っている道筋であることがわかったので、すぐに電話してみた。

感じのよい女性が電話口に出て、簡単に症状などを聞いてくれた。完全予約制で今週末は一杯だが、来週の土曜日の午後なら空いた時間帯があると言う。その場で予約をお願いした。

「オフィスシマザキ」は米国の田舎にあるような、グリーンを基調としたカントリー調の木造二階建てで、看板も出ていなかった。屋根にはシンボルマークなのであろうか、フクロウの置物が鎮座している。とても腰痛を治す診療所には見えない瀟洒（しょうしゃ）な建物である。

島崎先生は、三つ揃いの背広の上着を脱いだいでたちで現われたが、ずいぶんとお若い方だった。新婚の可愛い奥様が受付をしていて、二人でこの診療所をやっておられるようだ。待合室は、まるで六本木の喫茶店といった感じで、待っている間に、置いてある資料やら壁にある写真などを見たが、米国でカイロプラクティックを修行してきて、地元のここで開業をして間もないようだった。

まず、大きなサーモグラフィー（赤外線撮影表示装置）で、背中の写真を撮る。私も仕事柄、会社で電子機器の内部温度分布を測定するのに赤外線撮影装置を使うが、とても高価な測定器のはずである。

背中の赤外線写真はカラープリントされ、温度分布が色分けされた縞模様になって見える。背骨と頸椎が曲がっているのが鮮明にわかる。

次に、斜めになった子供の滑り台のような器具に寝て、両足の長さを測る。

左足が右足に比べて一・五センチ短い。

問診の後、さて治療ということになる。これが平たいベッドにうつ伏せに寝て、先生が首のあたりを「ぐい」と一発押すと、ギロチンのごとく、頭を乗せていた枕が「カックン！」と一瞬下がる。この間一秒である。

理屈はよく理解できなかったが、頸椎の姿勢を矯正する治療のようだ。人間の頭は体重の十分の一もあり、これを細い頸椎で支えている。また首の内部には脳部と体をつなぐ重要回線がぎっしりと入っている。だから、確かにこの部分が傷めば、体中のあらゆる部分に影響を及ぼすということは理解できる。

このギロチン治療台での「カックン治療」の後は、静かな音楽の流れるベッドで三十分ほどのんびり横になって休み、本日の治療は完了。

なんとも不思議な一秒治療なのである。休憩した後、また両足の長さを測定すると、あら不思議、今度は両足の長さが合っている。足の長さの不揃いが、腰痛と坐骨神経痛にどのような因果関係にあるのか、頸椎の一秒カックンがどうして足の長さを揃えたのか、聞いても難しそうなので、結果だけを認識するしかなかった。

　治療後すぐには効果が現われないが、徐々に効いてくるとのこと。

　この診療所には数ヵ月で五回ほど通った。

　効果はよくわからなかった。よくわからなかったというのは、最初の一回目はなんだかとてもよく効いたような気がしたからだ。しかし、やがてまた症状が再燃し、結局、残念ながら、私の慢性化した腰痛と坐骨神経痛には決定的効果が出なかった。

　妻も腰痛持ちの肩こり症なので、三回ほど通院した結果、ずいぶん楽になったと言っているし、青梅市内の友人や何人もの会社の仲間もここを訪問して治療してもらった結果、「良くなった」という感謝の声も聞いた。

　島崎先生ご夫婦はとても感じのよいお二人で、私たち夫婦もすっかり友達になってしまった。肝腎な私の慢性坐骨神経痛は手ごわかったが、友人知人の紹介役として役立ったのがせめてもの幸いであった。

　腰痛の症状は急性あり、慢性あり、座るのが駄目だという人もいれば、私のように座っているのは何時間でも平気、というタイプもある。治療方法もその人に合うかどうかがカギとなるのかもしれないと思った。

これをきっかけとして、私の「代替治療の長い旅」が始まった。

【第二章】

試行錯誤

赤鬼の骨接ぎ

その年が暮れても私の坐骨神経痛は変わらずで、むしろ痛みに慣れっこになってしまっていた。

座っているときや車の運転には問題ないが、十分間以上の歩行は無理だったし、寒い夜は特にこたえた。やはり「神経痛」なのであろうか。

代替治療院などでは「一発で治る」という話をよく聞くので、この手の一発逆転ホームランを打ってくれる治療院がどこかにあるはずだ。

私は東京近郊を調べて回った。

日本古来の「骨接ぎ」といわれる接骨院はあちこちにある。柔道や空手の先生がやっているところも多い。会社の同僚が勧めてくれたのは空手道場の先生だった。

この先生は柔道着で現われて、「腰痛なんか、運動すりゃア治る!」と豪快に笑い飛ばす大男で、「治らなかったら金は取らない」と豪語するつわものであった。

その治療法たるや、なにしろ体をボキボキねじり曲げられて別の部分が痛み出すありさまで、いくらなんでも……と危機感を覚えるほどだった。別の痛みは「揉み返し」といって一時的なものだとも言われたが、取り返しがつかないことになるとちょっと危ないと思えるほどで、二度目は勘弁していただいた。

この大先生のおかげで、はるか昔、幼年期の記憶が蘇った。

三、四歳の頃である。二つ上の兄と押入れで遊ぶのが好きだった。

押入れの布団を畳に落として、二段目から飛び降りたりかくれんぼをしたり、押入れは楽しい格好の遊び場だった。

あるとき、いつものように押入れの中で引っ張りっこ遊びをしているうちに、左肩に激痛が走った。脱臼である。

泣き声を聞きつけた父が、私を背負って近所の骨接ぎに連れて行った。

そこの先生は柔道着のような作務衣（さむえ）のような姿で現われると、「ぼうず、肩が抜けたか」と豪快に笑って「えいっ！」と一発で肩を入れてくれた。抜けた骨が入ると、うそのように痛みは消滅した。

子供の脱臼は一度やると癖になって、ちょっとのショックですぐ抜けるようになる。私は何度となく脱臼して、そのたびにその骨接ぎへ連れて行かれた。そのたびに先生は「ぼうず、また抜けたか」と言って、「えい！」と肩を入れてくれた。

なんともありがたい先生だったのだが、この先生はいつも顔中が髭で埋まった真っ赤な顔をした大男で、子供の目にはまるで赤鬼のように映った。

脱臼すると、その痛みよりも赤鬼のところに行く恐怖で泣いた記憶がある。

この年頃の記憶はほかにほとんどないのに、この赤鬼の先生の顔だけは今でも鮮明に浮かんでくる。そのせいかどうか、空手道場の先生に初めて会ったとき、なにやら幼年時のトラウマが突然襲ってきて、恐怖感が先に立ったのかもしれない。

だから一度行ったきりである。

おじいさんの鍼灸治療院

古来のものといえば、やはり鍼灸(しんきゅう)であろう。

市内の電話帳で調べても、あるある、こんなにあるのかと思うほどある。

イエローページに広告を打っている市内の鍼灸院に行ってみた。

アカシアの樹に囲まれた古びた木造平屋の建物は、板張りの壁が白く塗られてはいるが、ペンキは大半が剝げ落ちている。子供の頃に行った田舎の診療所の雰囲気である。

真鍮の丸いドアノブの付いた玄関戸を開けると、土曜日の午前中にもかかわらず、待合室には誰もいない。

鍼（はり）も灸も生まれて初めての経験で、興味津々の気分と期待感が強かった。

目のご不自由な七十歳ぐらいと思われるおじいさん先生が現われ、症状を聞いてくれるが、なにしろ口数が少なく、こちらの質問にはほとんど回答がない。

腰まわりに細くて長い針を、とんとんとん、と小気味よく打つ。

こんなに入ってゆくの？　と思うくらい細い針は患部に刺さっていく。

お灸のほうは結構気持ちがいい。お尻の圧痛点（指で押して痛い場所）の上で点火すると、痛みがじんわり消えていく。そういえばお風呂は最高の治療場である。かなり痛みをこらえながら帰宅しても、温かい湯船に体を沈めると、溶けるように痛みが消えていく。だから冬場は尻周りにホッカイロを貼ったものだが、お風呂のようにはいかない。お灸も同じ論理なのだろうか、とにかくその場では「いい感じ」なのだ。

健康保険も利いたので、このおじいさんの鍼灸院にはときどき通った。一時的には確かに気持ちいいのだが、ただ持続しない。十分後には元の症状に戻ってしまうのだった。

劉さんの中国整体

いつの間にか、雑誌や新聞、街中などでふと見かける「腰痛」「坐骨神経痛」といったキーワードに、黙っていても条件反射で反応するようになっていた。

その日も、いつも会社の帰りに駅に向かうバスの中で、電光広告板に流れる「坐骨神経痛」の赤い文字が目に入った。

ちょうどバスが信号で停まったのでよく見ると、「痛い坐骨神経痛はすぐ良くなる」という文字が流れている。次のバス停で途中下車して、その電光板の下まで戻ってまじまじ見上げてみる。どうやら中国整体診療院のようだ。

西洋医学の整形外科にはすでに決別していたし、アメリカ仕込みのカイロでは効果が出なかった。おじいさんの鍼灸院もいまいちであり、今度は東洋の神秘にすがってみるかと、即その診療院に飛び込んだ。

狭い急な階段を上がったビルの二階に、その整体院はあった。

入り口に受付らしき机があるだけで、すぐベッドが二つあり、白衣の治療士らしき先生がうつ伏せになった中年の男性患者をマッサージしている。

中国語訛(なま)りの日本語を喋る女性が応対してくれる。

初回は七千五百円で、次回からは一回五千円と言う。当然保険など利くところではない。

「劉」という苗字の先生は、私の症状を聞いて、「もうね、スグ治りますよ」と自信たっぷりに言う。整形外科の医者はこんなことは絶対に言わない。だからそんなふうに宣言されると、もうそれだけで半分治った気分になるものだ。

四十分にわたって、腰部を中心にマッサージをする。かなり力を入れてあちこち叩いたり揉んだりするが、さほど痛くはない。終わって階段を降り、駅方面に歩いていくと、結構腰も軽くなったようで、左足もいい感じがするではないか。これはアタリかもしれない、などと思う。

翌日も会社の帰りに寄ってみた。

昨日と同様の治療をして、帰り際に治療代を払おうとすると、劉先生が「回数券を買ったほうが得ですよ、十回券で三万円だから」と言う。なるほど、一回三千円になる。「じゃあ、それください」と、三万円を支払った。

翌週行くと、今度は違う先生だった。じっくり一時間ほども治療してくれたが、ちょっと乱暴で、帰り際には腰が痛み出した。

その後、劉先生にも二度ほどやっていただいたが、どうにも左足の神経痛にはまったく効き目がなく、時にはかえって腰が痛んだりするので、回数券を四枚使ったところで通院するのは断念した。

回数券の残りの六枚は、「払い戻ししてくれ」と言う勇気も度胸も持ち合わせていなかったので、今でも職場の机の中にある。

腰痛市場は花盛り

西洋医学の整形外科を離れ代替治療をいろいろ試みても、これといった自分に合った治療院が探せないでいた。

帰宅すると、インターネットでこういった腰痛関連サイトをチェックするのが日課になって、いつしか「腰痛広場」のような書き込みサイトでは、顔も知らないネット仲間もできて、情報交換に役立った。

そういったなかで話題になっていた都内のある鍼灸専門医に行ってみた。

坂道を上がった高級住宅街に、その治療院はあった。

診療室にはいくつかのベッドが並び、数人の患者が同時に治療を受けていたが、若い男の先生が一人ですべてをやっている。

まず先に灸をし、それから下肢が「びくっ」と来るツボを探して、針を打つ。

針の根元に鰐口クリップでビニールコードを接続し、超音波の電流を流すところがミソのようだが、セットアップすれば患者を放っておいても構わないので、同時に何人もの患者を治療できる仕組みになっている。

先生は私の話を聞いてから、「間違いなく治る」と自信たっぷりに断言されたので、しばらく通った。夜もやっていたので、会社が終わってから行くようにした。ただ地理的に遠く、最寄り駅から痛い足を引きずりながら坂道を登っていくのはたいへんで、ほとんどタクシーを利用しなければならなかった。

タクシーといえば、自宅から青梅駅までは下りなので、朝はなんとか休み休み歩いて行った。帰りは上りということに加え左下肢がまったく駄目な状態になっていることが多かったので、娘が家にいるときは車で迎えに来てもらい、そうでなければタクシーを使うことになる。やむを得ぬとはいえ、毎月のタクシー代は馬鹿にならなかった。

その鍼灸院には三ヵ月ほど通ったが、往復の道のりはつらく、症状も一向に良化しない。何のために治療に行っているのかわからなくなってきた。

自信たっぷりだった先生もついには、「私のところではなかなかに時間がかかるかもしれないね、鍼灸の仲間内で別なアプローチをしている人がいるから、紹介しよう」と言い出す始末。もうすでに治療代とタクシー代をずいぶん使っていたので、「たらいまわしは勘弁してくれ」と思わざるを得なかった。

治療院そのものはプレハブ作りの倉庫のような建物である。その隣に以前から気になっていたヨーロッパのお城のような白亜の家があった。

帰り際に、その御殿の立派な門にかかっている表札をよくよく見ると、なんとその先生の名前が書いてある。大きなガレージには高級外車が何台か納まっているではないか。

一回五千円で、一日の患者数がこれくらいで、たいした元手はかからないし、うーん、これだったら私の年収の十倍は軽いであろうかなどと、下世話な計算をしてみる。いっそ持病が治ったら会社なんか辞めて、この先生の弟子にしてもらおうか、ついついそんなことを考えてしまった。

もっとも最近では、この治療院は腰痛関連のホームページでも話題にも上らなくなり、インターネットで検索してみたが、ホームページがなくなっていた。十分稼いだので廃業したのであろうか。

こういった代替治療院は東京近郊だけでも相当な数があり、どこも立派なホームページを備えて、宣伝活動は華やかである。それだけ腰痛症の治療市場は魅力的だということだろう。もちろん立派な治療士もたくさんおられるだろうが……。

それにしても、私の左下肢を治してくれる名医にはなかなか巡り合えそうになかった。

発症から三年ぐらいはこういった代替治療院を探して回り、一時は三ヵ所ぐらいを掛け持ちして通院していた時期もあった。

最初は「一発で治してくれる」先生がいないかとあちこち行ったが、次第にそうではないことを認識せざるを得なかったし、さすがに同じ治療を三ヵ月以上続けても効果が出ないと、「これはまた駄目だ」と諦めるしかなかった。

師匠

新しいことを始めるときは本から入ったり、また最近ではインターネットから情報を収集することが多いけれど、やはり独学でやるより、先人に教わるほうが手っ取り早い。

私には多くの師匠がいる。

釣りの師範、天文の先生、パソコンの教授、ギターのプロ、ラジコン模型飛行機の隊長……。

大西淳一さんは私の写真の師匠であり、腰痛の師匠でもある。

この持病が発症したとき、すぐに相談したのが大西師匠であった。

師匠は私より六歳ほど年上の会社の先輩で、腰痛と下肢痛に四年も悩まされ、病院を転々としたあげく大手術をした人である。私と同じ頃から青梅市内に住んでいる。

今でこそ青梅線沿線には私の会社の人が多く住んでいるが、当時は会社から遠い青梅に住む人は限られていたことから結束が強く、社内には「青梅線族」という言葉があったほどである。

師匠は私の症状を心配して、いろいろアドバイスをしてくれた。

前述のオフィスシマザキも、師匠が「試してみろ」と指示を出してくれた経緯がある。

師匠は私と同じ技術屋で、たいへんな勉強家である。腰痛に悩まされたときにはいろいろ調査研究したようで、その膨大な資料は私にも大いに役立った。

入院中のX線写真やカルテ、処方箋などをデジタルカメラで写し撮っていて、きちんとコメント付きで整理してある。ここまでやる人はあまりいない。

師匠は手術の決断をするまでにはずいぶんと検討を重ねて冷静に判断したようだが、結果的には「やってよかったと思う気持ちが六割、やらないほうがよかったと思うのが四割」とのことだった。歩くのは良くなったが、いまだに腰の痛みからは解放されていないという。

一般的にも、腰痛手術での成功度は高くないと医者自身が明言しているし、再発の例もたくさんあるようだ。だから師匠は私に積極的には手術を勧めなかった。

彼のファイルに、背骨に金属製の大きな梯子（はしご）とボルトの支え金具がはまったご自身のX線写真がある。まるでサイボーグのようだ。そんな恐ろしい写真を見せられては、手術などにふみきる勇気などとうてい私にはなかった。

師匠によると、後学のため手術費用の明細を病院に求めたところ、背中にはまったこのチタン合金の生体材料が一番高くて、軽自動車が買えるほどだったそうだ。

近年では腰痛治療に手術は万能でないということがだんだん常識化しつつあって、昔に比べれば手術による治療は減ってきている。

椎間板ヘルニアは腰痛の元凶であり、切れば治るという神話はすでに崩壊しているといっていい。しかし一方では相変わらず、そこに腰痛の原因があるという神話は続いていて、治療全般の目は背骨周辺に向けられている。

過度の神経管狭窄症など、本当に手術しなければならないケースもあるのだろうが、それを適正に判断できる医者が少ないところに大きな問題があるように思える。

ところが最近では、腰痛症は構造異常とは無関係であるという説を唱える医師も増えてきている。

私の場合は、何回ＭＲＩで調べても、構造異常はなかった。それでいて、腰痛も坐骨神経痛も生活を脅かすレベルで何年も続いたのである。つまり私のケースは、腰痛や坐骨神経痛が構造異常に起因していないという症例の一つなのである。

とにかく大西師匠の「サイボーグ写真」を見ただけで、「手術なんかしない」と心に決めた。あえて「手術をしましょう」という医者もいなかった。

そういう意味では幸運であった――とつくづく今になって思うのである。

山田式ゴムバンド「腰ぐるぐる回し体操」

私の社内の同僚に有名な腰痛持ちの御仁がいて、昼休みなどにはいつも自転車のタイヤチューブのようなゴムバンドを腰に巻き、腰をぐるぐる回していた。

「腰痛ベルト」とか「腰痛コルセット」というものがあるのは知っていたが、当時、まだ腰自体はあまり痛くなかったので、そうした類の対策はとっていなかった。

彼のアドバイスもいただいて、ＪＲ高田馬場駅近くにある「山田クリニック」に行く。

平日の午後だというのに、大きな待合室は座る場所もないほど腰痛患者であふれかえっていた。

予約を取って行ったのかどうか記憶が定かではないが、延々と待合室で待った覚えがある。

ここはインターネットのホームページでも詳しくその効用が紹介されていたし、山田仁先生は本を出されたり、テレビなどにも出演された有名な方である。

初診にもかかわらず山田先生は熱心に私の話を聞いて、多くのアドバイスをしてくださった。

私は「山田式ゴムバンド治療」の腰痛ベルト二種類を購入して、昼休みの「腰ぐるぐる回し体操」の仲間入りをした。

腰ぐるぐる回し体操は、骨盤の下付近にゴム製のベルトをきっちり巻き、腰を水平軸に回転させる。その昔「フラフープ」というプラスチック製の直径二メートルぐらいの輪を回して遊ぶ玩具が大流行したことがあったが、このフラフープを回すような動作を繰り返すのである。朝晩六十回ぐらいやるといいというので、寝起きと昼休み、そして帰宅してからも実行した。

ちなみにこのフラフープ遊び自体は「体に悪い」という根拠のない噂が飛び交い、あっという間に世の中から姿を消したものである。

果たして、この腰ぐるぐる回し体操もなかなか私の慢性疼痛には効果が出なかったので、これまた三ヵ月ほどやってやめてしまった。しかし、この腰痛ベルトを装着していると腰の具合は良かったし、なんだか安心感もあって放せなくなった。結局三年間ぐらいは使っていたような気がする。最初の腰痛ベルトはボロボロになるまで使い、二個目は海外出張先のホテルに置き忘れてきて、都合三回買い換えた。

山田先生はこういった腰痛症の研究を続けられて、診療所は患者であふれていたが、その後、東北の過疎地の老人医療施設でのボランティア的な診療活動で活躍をされている。そういったことから、高田馬場の診療院を同時に継続することが難しくなり、やむなく閉院したそうだ。

気功でエネルギーを注いでもらう

かつて熱中していたアマチュア無線の仲間で、今でもお世話になっている福島市在住の篠木正巳さんが、気功の治療院を始めたという話を聞いた。

末期の癌患者や、交通事故で半身不随になった人なども救ったことがあるそうで、とても評判がいい。ぜひ一度診てもらおうと思って久しぶりに電話した。

私の症状を伝えると、「いつでも来なさい、効果はあると思うから」と言う。

妻の関節痛も一緒に治療してもらおうと、五月の連休を利用して福島まで二人で出かけた。

篠木さんは電気機器設備会社を経営する社長さんだが、自宅の近くに三階建ての診療所を建てて、土日や祝日などに治療をしている。

彼は四十代のときに仕事で相当無理をして、それがたたって体がボロボロになり、生死の間をさまよった。そのとき気功の大先生に巡り合って治療をしてもらい、死の淵から生還したのだという。それでこの先生について修行をし、渡米までして技術を磨き、施術をするようになった。

篠木さんは多趣味でエネルギッシュな方で、アマチュア無線や大型オートバイの趣味のほか、最近では渡米してヘリコプターと飛行機の免許まで取った。自家用飛行機まで持っている。平日は本業で走り回り、土日はこの診療所で患者に施術をしている。まったく休日も何もない。

診療所は一階がガレージ、二階が診療室で、ベッドが三つほどある。三階は講義室になっていて、ここで勉強会がたびたび開催されているという。

宣伝もホームページもないが、口コミで遠方から訪問する患者が絶えない。

最近では、会津の任侠の親分が黒塗りのベンツで、子分衆に担がれてやってきたという。交通事故だか抗争だか知らないが、全身骨折で予後が悪く、身動き一つできなかったのが、彼の手にかかって三日で歩けるようになったという。以来、この親分さんにすっかり気に入られて参ったよ、と笑っていた。

さて、気功の治療は整体と違って、頭から足の先までマッサージのようなことはするが、軽く押すとかさするといった行為とともに、彼の手のひらからのエネルギーが私の体に注入される。

理工系の人間は、すぐ理論的な、科学的な根拠を知りたがる。私も最初はそうであったが、こういった治療法を理屈でまとめようとしてもはじまらない。

とにかく一時間にわたってエネルギーの注入は続けられた。

私の施術中、妻はベッドの後ろのベンチに掛けて治療を見ていたが、先生が私の頭のてっぺ

んを指で触っていたときに、

「あら、主人の足の裏から、なんか煙のような、湯気のようなものが出てますけど……」

と声を上げた。私はうつ伏せになっていたので、見えなかった。

「奥さん、よくわかりましたねえ。これは悪い気が抜けているんです」

確かになんとなく体中が温かい感じはしたが、足の裏から湯気が立つほど温かいわけではなかった。妻に言わせると、不思議な煙が真っすぐに五十センチほども立ち昇っていったとのことである。

連続三日間、福島で篠木先生に治療をしてもらったあと東京に戻った。

連休明けのその日の夕方は客の接待があり、新宿駅から歌舞伎町方面まで歩いていくことになった。結構な距離なのでイヤだなあと内心思っていたが、これが不思議と足が痛くなく、驚く。篠木マジックが効いたようで、心の中で万歳を叫ぶ。

しかし喜びも束の間、その翌日にはまた元の症状が戻ってきてしまった。篠木先生に電話で伝えると、やはり治療を続けていく必要があるとのこと。

だが、毎週福島まで通うには時間もなく、費用もかかる。ちょっと無理だと諦めざるを得なかった。篠木先生は福島からときどき気を送ってくれると言っていた。

水中歩行

腰痛仲間との情報交換や独学から、プールでの水泳や水中歩行がいいらしいと知って、自宅近くのスポーツジムへ見学に行ってみたのは、発症から二回目の冬だった。

各種のトレーニング器具が林立した一階のジムではたくさんの人が体力づくりに励んでいるが、私の目的はそちらではなく、二階にある温水プールである。

光あふれるプールは真冬とは思えない温室の中にあり、きらきら輝く水面が見た目にも気持ちよさそうだった。平日は帰宅が遅いから土日しか行けないが、うまい具合に「ホリデー会員」というのがあったので、その日のうちに入会手続きをした。

水泳用品一式もそこの売店で購入して、翌週末から通い始めた。

私の「立てない、歩けない病」も、プールの中では体が軽いので、痛みもなく歩くことができる。水温も適度で気持ちよく、また、クロールでゆっくり二十五メートルのコースを何度か繰り返し泳ぐと、体がほどよくほぐれた感じがする。気分転換にもなり、腰部の物理的運動による治療というより、リラクセーションとして効果が期待できそうな予感がした。歩けなくなってからの運動不足を補うのにも最適であった。

プールのトレーニングメニューを見ると、「腰痛水泳」とか「水中歩行」とかのプログラムがあったので、三十分間の水中歩行から参加してみた。初歩の初歩である。

お姉さんインストラクターの指導に従い、参加者全員がプールの中をわっせわっせと歩く。参加者はかなりの年配の女性が圧倒的に多く、というより男性は私一人だけであった。その後も男性が参加することはまずなかった。

彼女らは、必ずしも腰痛や坐骨神経痛の治療という目的ではないようだ。健康維持と井戸端会議的な情報交換が主目的であろう。十人ものおばあちゃん軍団に取り囲まれながら、男一人、黙々とプールを歩く。

妻は「あら、モテモテじゃないの」などと言うが、失礼ながら女性といっても大半はかなりのご高齢の方々であり、異性といえば私にだけ視線が集まるようで、裸のつき合いとしてはとてもやりにくい。

それはともかく、水中歩行は治療とはいえないかもしれないが、効果はかなりあった。面倒がって行かなかった翌週は、なんとなく腰も坐骨神経痛も具合が良くなかった。

これは水中を歩くことによる整体的な効果ではなく、そうすることが気持ちよく、前向きな気分で通ったせいであろうと今になって実感している。

代替治療的ないろいろなことにトライして、長くて六ヵ月程度しか続かなかったことが多かつたなか、この水中歩行はいまだに続けている。

通勤電車が恐い

発症後、三回目の春が過ぎた。

重いコートを脱ぎ捨てると左足の痛みも和らいだような気がしたが、梅雨時には、またまた痛みの度合いは増すばかりであった。

昔から神経痛持ちは天気が崩れるのがわかるというが、本当にそのとおりで、低気圧が来るとてきめんに痛みのメーターは上がっていく。気圧と血流の間になにか因果関係があるのだろうか。

痛みに慣れたとはいっても、やはり左足が痛み出すと歩行困難になり、道端で顔をしかめてしゃがみ込むしかなくなる。一番つらいのは通勤の電車である。

朝は神経痛もいくらかましだし、始発の青梅駅から「指定席」に座れるからいい。

中央線に直通する青梅線の電車は、次の東青梅駅では座席は一杯になってしまうが、青梅駅ではガラガラなので、各人は決まった発車時間の、決まった車両の、決まった席に座る。つまりその人にとっての「指定席」というわけだ。

だから隣や向かい側の席に座る人は、名前こそ知らないが大体いつも同じメンバーであり、私の席も毎日確保されている。

いつもの顔見知りが一週間も座っていないと、「どうしたんだろう。病気でもしたのかな」と心配になる。

この早朝の指定席には一時間ほども座ることになるので、当然みんなが居眠りする寝台車のようなものである。なにしろ朝が早いから、通勤の一時間が重要な睡眠確保の時間なのだ。それにはいかに早く睡眠に入るかというテクニックが必要である。なるべく寝床から起きたばかりの状態を確保しておく。家人とはろくに会話もしないようにして、頭をボーッとさせたまま電車に乗り込むのが望ましい。

今でこそ仕事で無理をしないようになったが、かつては連日深夜帰宅、休日出勤続きであった。家での睡眠時間は四、五時間、不足の部分は往復の電車で補っていた。

しかし人間はやはり横になって休まなければならない動物なのであろう。電車の座席で腰を折り曲げ、前屈みになって居眠りするのが、腰にいいはずはないのである。

私の持病も、長年続けていたこうした生活パターンが原因の一つになっているのかもしれない。

それでも朝の往路は座って寝て行けるので、まあ楽である。しかし帰りの電車ではそうはいかない。ぎゅうぎゅう鮨詰め状態で、下手をすると終点青梅駅の直前まで座れないことがある。足が痛いときには、電車の一駅区間すら立っていることが相当に苦痛である。

満員電車では座り込むスペースもないし、第一みっともない。だからひどいときには、一駅ごとに電車を降りて駅のベンチで休んでは次の電車に乗るというありさまで、そうでなくても遠距離のわが家は、ますます遠くなってしまう。

帰りの電車でなんとか座席を確保するには、これまたテクニックがいる。

乗車するのはＪＲ中央線の三鷹駅である。ここで一時間に一本ぐらいある「通勤快速青梅行」に乗れば、三鷹から国分寺、立川と停まるだけで直接青梅線に乗り入れる。通常の快速電車で行くよりは乗り換えの手間が省けるし、待ち時間もないので、ずっと時間短縮になる。時刻表を調べておいて、最速で行くこの青梅線直通電車に乗れるように職場を出るのが第一のアプローチである。

三鷹駅でこの電車に乗るときは、次の停車駅である国分寺駅の乗り換えエスカレーターに一番近いドアから乗り込む。国分寺は西武線の乗り換え駅で、大勢の人が降りる。慣れた通勤客は乗り換え通路に近い車両に乗り込むので、十両編成のうち国分寺駅の乗り換えエスカレーターに近い六両目中央ドア付近であれば、他の車両に比べて席が取れる確率が格段に高いのだ。六両目に乗り込んだら、すかさず中央の通路に潜り込んでいく。座席のない出口付近に立っていても座れることは永久にない。

　通路両側のシートは片側七名、両側で十四名。その中から国分寺で下車する乗客の前に立つことが肝要である。どうやって国分寺で下車する人を見分けるかという次のステップは少し訓練がいる。

　まず三鷹駅で乗り込んだら一瞬のうちに、座っている十四名の乗客の状況判断をする必要がある。熟睡している人は絶対に駄目である。次の駅で降りようとする人が眠り込んでいるはずはないからだ。三鷹駅でざわざわと乗客の入れ替えで空気が動いたときに、はっと目を覚まして駅名を確認している乗客は、次の国分寺駅で降りる確率が相当高いと考えていい。万が一外しても、その次の立川駅で降りる確率は百パーセントといえる。

　また、数人でおしゃべりをしているおばさんグループは敬遠する。まとまって降りる可能性が高いのでリスクが高いことと、おばさんの心理からして、新宿駅などから乗り換えなしで目的地まで行ける青梅直通便を選んでいる可能性が高いのである。

　そんな努力までしても、電車通勤は一日のなかで非常につらい時間になってしまった。つらいだけでなく、やがて恐怖になった。満員の通勤電車に乗るのが不安で恐くなったのである。やむを得ず、車での通勤に切り替えることにした。

　車の場合は電車通勤と逆で、帰りはすいた時間帯に帰れば快適なドライブになるが、朝は相当早い時間に家を出ないと渋滞に巻き込まれる。朝六時前に家を出る。会社の近くに借りた駐車場に七時過ぎに着く。それから始業時間まで車の中で仮眠する。そんな毎日が始まった。駐車場代やガソリン代など通勤費用はかさんだが、左足の痛みには楽であり、気分的にもずっといい。

会社での仕事も新しい事業がスタートし、神経痛が痛いのなんのといっていられない多忙な状況が続いていた。

その頃、いろいろ通った代替治療はすべてやめてしまっていたが、続けていたのは週末のプールリハビリと、自宅でのストレッチ、そして下肢が痛まない車通勤であった。

ストレッチの方法は多くの本に書いてあり、また整形外科医の先生も指導をしてくれた。その中からいろいろ試してみて、なんとなく自分で心地よいと感じる三種類のやり方に的を絞っていた。

一つは、床の上に腰を下ろし、両足をV字形に開脚して、両手を上に上げて上半身を前方に押し倒す屈伸運動。

二つ目は両腕で膝を抱え込み、お尻を支点として起き上がりこぼしのように前後にごろごろする方法。

三つ目は両膝を折り曲げて開脚して床に座り、両方の足の裏を互いに合わせたポーズを取り、その姿勢のまま前屈する方法である。

バラが咲いた

あっという間にまた一年が過ぎた。

暮れも押し詰まったある日曜日、昼前に起きた私は、やわらかな日差しが降り注ぐ庭のデッキでコーヒーを飲んでいた。東京の十二月一月は毎日のように晴天で、私の好きな季節である。

私は海外出張が多くて、この二十年間に世界中の国々を回って歩いたが、その経験からすると、欧州や北米東海岸の冬は暗くて寒く、陰鬱な印象が強かった。

それに比べて東京は、真冬といえどもお天気の好い日は気温も上がって風もなく、コートもいらない小春日和が続くときがある。

東の方角から四発プロペラ機特有の爆音が聞こえてきた。横田基地を飛び立ったC130輸送機であろう。見上げると、真っ青な空に飛行機雲が一筋伸びていった。その視線の片隅にふっと入ってきたものがある。それはわが家の狭い庭の東端に押し込められた、一本のブルームーンというバラの枝先であった。

わが家の狭苦しい庭にはいろいろな花々が植えられていて、すべて妻が手入れをしている。

私はバラの苗木ばかり買ってきて空きスペースに植えたりするが、手入れをしないので害虫にやられ、黒点病やうどん粉病にかかって、まともに育ったことがない。

妻からは「自分で手入れができないのなら、バラなんか買ってこないで！」と、いつも文句を言われている。だから最近は南側フェンスのピンクのつるバラも処分した。残っているのは三、四本の四季咲きバラだけである。そのバラも十二月の今は、冬ごもりしている。

私の目に入ったのは、東側のヒバの立木の間に押し込められるように植えられていたブルームーンの蕾（つぼみ）だった。この家に越してきて最初に買った苗木で、もはやその存在すら忘れていたバラである。

越してきた年の五月だったか、「大輪で、四季咲き、強い芳香と、淡い紫色」という説明と添えられていた写真の美しさにつられて、生まれて初めてブルームーンという名のバラの苗木を買った。

マニュアルに従って、長方形の大き目の木製プランターに牛糞や腐葉土などを丁寧に敷き詰め、ブルームーンの苗木を二本植え、ウッドデッキの南側軒下の特等席に置いた。

苗木はすくすくと育ち、たくさんの大きな葉をつけた。花が咲くのを楽しみにしていたが、その年は枝が二階の窓まで伸びただけで、まったく蕾をつけなかった。

冬には短めに剪定（せんてい）して翌年の開花を期待したが、他のバラはどんどんきれいに咲いたのに、このブルームーンは葉っぱばかりだった。

二年ぐらい特等席にあったが、「花の咲かないバラはバラじゃない」と、西側に植え替えられたものの、虫食いにあってて一本は駄目になってしまった。残りの一本は可哀そうなので、東側のヒバの木の間に植え込んでおいた。それが二年ぐらい前であったろうか。それ以来、ほとんど肥料も与えられず、放置状態で忘れ去られたブルームーンである。それが突然、ほかに花もない十二月の冬空に、たった一つ蕾をつけたのである。

膨らみかけた蕾の先から、真っ赤な花びらが詰まっているのが見える。ブルームーンはその名のとおり淡い紫色のはずだったが……。

バラ関連の本を調べてみると、ブルームーンを育てた人のこんなコメントがあった。

「ブルームーンは本当に気難しいバラで、咲かせるのは至難のわざです。五年がかりでやっと花を咲かせたときの感動は今でも忘れません」

なんと、そういうバラであったのかと驚く。

さすがに寒い日が続いて、二週間たっても蕾はそれ以上膨らもうとしなかった。

だが、見捨てられ放り置かれたバラが、こんな十二月に花を咲かせようと頑張っている姿は、いささか弱気になっている私に「お前も頑張れ」といっているような気がしてならなかった。

そして大晦日に東京地方を大雪が襲った。

わが家の高台は、三十センチの雪が積もって孤立状態になった。のんびり雪見の正月も悪くないと、私は雪景色の写真などを撮っていたが、ふとブルームーンはどうなったろうと気がついて、庭の東側へ行ってみた。

ブルームーンは蕾の頭に雪を被って凍えていた。葉は活き活きしていたが、蕾の先の赤い部分は壊死（えし）状態で色を失っていた。このままでは死んでしまうにちがいない。それならと蕾のついた枝下から三十センチほどを思い切って切り取り、暖かい居間のテーブルの一輪挿しに差し込んだ。

明けて元旦。外は晴天の雪景色である。

テーブルのブルームーンはと見ると、蕾が一気に膨らみ始めて、幾重にも重なった花びらが覗いているではないか。暖かい日差しの差し込む居間で、ブルームーンは五年の歳月を経て、今たった一つ花を開こうとしていた。そして元旦の午後にはチューリップのようなピンク色の花弁が五分咲きになり、三日には直径十センチもある淡い紫色の大輪がついにその姿を現わした。たった一つなのに、その芳香は家中にいき渡った。

ブルームーンが咲いてから、私を四年間苦しめた坐骨神経痛は徐々に快方に向かい、春には歩行距離も延びて、電車も少しは立っていられるようになってきた。

前向きに取り組んでいたストレッチやプールリハビリ、そして車での通勤といった「対策」

が少しずつではあるが効果を現わしているようだった。

そして四月からは都内にある本社へ転勤となり、技術職から営業畑へと仕事が変化し、慣れない顧客回り、夜の接待へと生活は一変した。

足と腰は、仕事に差し支えが出ないようにごまかしながらやっていくしかなかった。それでも職場環境が変わって気合を入れて仕事に立ち向かうと、持病のほうも、少しずつ快方に向かっていくようでもあった。

しかし、これで完治に向かうであろうと思い込んでいた私は、これからはまる大きな落とし穴にまだ気がついていなかった。

【第三章】

激痛

足を切断してくれ！

高台に家を建ててから六年が経っていた。

病院や治療院の先生に「治してもらう」という他力本願ではなく、自分の意志で行なうプールのリハビリやストレッチのように、やれば気持ちがいいと感じる療法が効果を現わしたのか、私の腰痛と下肢の痛みは少しずつ回復してきていた。ところがこの年、会社では創業以来の大事件が勃発し、営業部長になっていた私は会社と顧客の板ばさみとなって四苦八苦する日々が続いた。

私の中でまた知らず知らずのうちにストレスが次第に溜まっていったのであった。

そして大事件に翻弄されていた秋口から、再び悪魔の影が忍び寄ってきた。

当時私は、JR四ツ谷駅から顧客のビルまでの片道十分の徒歩が日課だった。

忘れかけていた左足がまたぞろ痛み出してきているのに気がついたのは、四ツ谷の外濠公園の銀杏（いちょう）の樹が黄色に色づいてきた季節であった。

悪魔は足早にやってきた。突然のように左臀部、左足の脛（すね）外側、膝裏、足の甲が一斉に悲鳴を上げ始めた。

痛みは同じ場所だったが、以前と比べものにならないほど痛みの度合いは激しく、十メートルと歩けないのである。しゃがみ込んで二分休み、十メートル歩いてまた二分休む。年寄りのように腰を曲げ、前傾姿勢でなければ前へ進めない状態になってしまった。座っていても寝ていても痛みは四六時中ドックンドックンと襲ってきて、痛みで眠れない夜をのたうち回った。

市販の鎮痛剤などまったく効かない。プールの中でも痛くて水中歩行ができない。左のお尻の外側は痛み出すと、筋肉がビクビクと痙攣を始め、膝から下は鋼鉄の万力で思いきり締め付けられているような、ズキズキとした痛みがくる。足の甲の皮膚はガスバーナーの炎で焼かれたようにビリビリと痛み、くるぶしの部分は夕方には痺れてしまって感覚がなくなってくる。

「もう尻っぺたを切り取ってくれ！　左足を切断してくれ！」と叫びたくなるほどの絶え間のない苦しみが襲いかかってきた。

もはやごまかせる痛みではなかった。日々悪化しながら、通勤も仕事も日常生活も、ままならない状況に突入していった。

その年の年末年始は寝たきり状態であった。とにかく歩くことも立っていることもできないのである。

「何とかしなくては……」と焦った。

疲れが出ているのだ、安静にして休養すればまたすぐ良くなるはずだ、一度回復したんだから……と自分自身に言い聞かせ続けた。しかし症状は悪化の一途をたどるばかりで、一週間の正月休みを休養に当てても、まったく回復する兆しはなかった。

注射も薬もまるで効かない

正月休み明けの一月初旬、青梅市内では大きな整形外科のある総合病院に行った。

整形外科とは五年前に決別したはずだったが、「この痛みは何か背骨の構造に大きな異常が発生しているにちがいない」と考えたからだ。

手術でも何でも、治るものならどんな治療でも受けるつもりだった。

整形外科担当の温和な感じの高村先生は、六年にわたる私の闘病状況を聞いて「たいへんですねえ」と同情してくれる。その日はＭＲＩ予約だけして、おなじみの鎮痛剤ボルタレン錠とボルタレン座薬五十ミリグラムを処方してもらった。

二日後、お決まりのレントゲンとＭＲＩの撮影をして、再び高村先生に診てもらった。

先生の診断では、「左側のＬ５に若干ヘルニアは見られるが、大きくはないし、神経管狭窄の傾向もない」とのことで、六年前にあちこちの整形外科で受けた説明とほとんど変わらなかった。

「では、どうしてこんなに痛みが激しいんですか？」

「そういう人はたくさんいるんですよ。腰痛症の難しいところですね」

「でもＬ５ルートの坐骨神経が痛むから、小さくてもこのヘルニアが直接原因なんでしょう？なんとか手術で切り取るわけにはいきませんか？」

「うーん、この程度のヘルニアでは、通常、手術はしないですねえ。ブロック注射はしたことがありますか？」

ブロック注射というのは知ってはいたが、自分で整形外科を見限ってしまっていたので経験がない。

「ブロック注射の類はやったことがありません」

「それじゃあ、やってみますか？」

「神経根ブロックですか、硬膜外ですか？」

やったことはないが、それぐらいの知識は持ち合わせていた。

神経根ブロック注射とは、坐骨神経の元となる腰椎外側の知覚神経が通っている神経根に麻酔注射を打ち、下肢の痛みを止める方法で、硬膜外ブロック注射は硬膜外腔に局所麻酔注射液を流し込む方法である。

「ここでは神経根ブロックはできない。Ｘ線透視下でやらなければならないし、一日入院する必要もある。今日は硬膜外ブロックをやってみましょう」

うつ伏せになって、お尻の下のほうから注射をする。特に痛い注射ではないが、少しも効いた感じがしなかった。翌週も同じところに同じものを打ったが、やはり効果はない。ブロック注射一発で痛みが完治する場合もあるという話を聞いたが、そんなに甘いものではなさそうだ。

硬膜外ブロック注射は三週連続で打った。血流促進の点滴もやってもらった。どれもまったく効果が出なかった。処方してもらった鎮痛剤のロキソニンもボルタレンもまったく効かない。インターネットの腰痛仲間ではよく効くといわれているボルタレン座薬五十ミリグラムでさえ、まったく効かなかった。これらの薬は三年前には結構役に立ったのだが、一体どうしたというのだろうか。

先生の制止も聞かず、薬を二倍、ときには四倍も一気に飲んでみたが、効いてくる様子すらなかった。

血流促進剤であるオパルモン錠は末梢血管を拡げて血流量を増やす薬だが、これを飲むとかえって痛みが増幅した。気のせいだろうと思い何度も試し、さらに他メーカーの同様の血流促進剤も服用してみたが、やはり痛みは明らかに増加した。

アルコールもよくなかった。仲間との楽しい酒席はストレス解消になるはずなのだが、酒を飲んでしばらくすると神経痛が悪化した。

先生に尋ねても理由はわからないと言い、そうであればやめなさいと言う。薬の服用をやめた。好きなアルコールも控えるようになった。

また、痛みには喫煙はよろしくないという先生の指示にも素直に従い、その日に買った煙草を病院のゴミ箱に投げ込んで、きっぱりと禁煙にふみきった。

百害あって一利なしと知っていながらやめられなかった喫煙を、医者から禁止されてやめたという人は多い。持病で苦しみ続けたマイナス要因ばかりのなかで、私も長年の課題だった禁煙が達成されたことは、一つのプラスの成果であったかもしれない。

そしてこうした現象が、痛みのメカニズムを自分なりに考える一つの手がかりになるのだが、それはもう少し後のことである。

「神の手」を持つ整形外科医

痛みのメーターはどんどん上がり、一月の寒風は厳しかった。

何か早急に次の手を繰り出さねばと、焦燥感はつのる一方だった。

TVタレントの「みのもんた」さんが、腰痛と坐骨神経痛の痛み止めの注射を何本も打ってNHK紅白歌合戦の司会を終え、大晦日にはその足で入院して大手術をし、三週間で現場復帰した、という話がマスコミで話題になっていた。

どうやら「神の手」を持つ整形外科医が都内にいることがわかった。

これだけマスコミで報道されれば、簡単に「神の手」の先生が診てくれるわけはないだろうが、師範代でも登場してくれればめっけもの——という考えで、一月末の粉雪が舞うなか、南麻布にある国際医療福祉大学三田病院（http://mita.iuhw.ac.jp/）を訪問した。都内の勤務先から十五分もあれば行ける。もちろん予約などしていない。

整形外科は一階の廊下の突き当たりを曲がった右奥にあったが、午前十時だというのに廊下の待合所は大勢の人であふれており、座る場所がないどころか、狭い廊下は歩くのに難儀するほどの混雑ぶりだ。混んでいるだろうとは予測して来たが、これほどとは思わなかった。整形外科のドアの前には臨時の受付机が設置されていて、何人もの看護師さんが血相を変えて走り回っている。えらいところへ来てしまった。

壁に貼ってある当番医の表を見る限り、今日の火曜日には「神の手」を持つ福井康之整形外科部長殿はおられないようだった。とりあえず受付で初診であることを告げたが、どの先生に診ていただけるかは不明である。

痛みで立っていられないのに、座る場所もない。仕方なく床に胡坐（あぐら）をかいて座り込む。少し落ち着いて周りを眺めると、大きなスーツケースを持った人が多い。さまざまなお国訛りで聞こえてくる話の内容からすると、遠方から来ている人が多いようだ。半分ぐらいは付き添いの人らしく、その分だけ待合所がごった返しているというわけだ。

朝の三時に来たという話も耳に入ってきた。やっぱりテレビの力は恐ろしい。年齢層は七割がたが現役リタイア組のように見える。私のような背広姿は一人もいない。

昼になってもとうてい私の番は回ってきそうもなかった。看護師さんに「お昼を食べに行ってもいいですか」と聞くと、「今日はまだまだ待つようになると思いますので、外出なさっても構いませんよ」と言う。黙って職場を抜けてきたので、どうしようかと思いあぐねていた最中だったから、これはありがたい。

会社に戻って午後の会議に出たが、会議が長引いてしまい、南麻布の病院に戻ったのは、看護師さんと約束した三時をとうに過ぎた夕方五時近くであった。整形外科の待合所はさすがに人影もまばらになっており、すぐ名前を呼ばれて診察室に通された。

若い男性の先生である。「私は神経外科の医師で整形外科ではないが、あなたは初診なので、私がいろいろ問診します」と言われて、過去六年にわたる闘病のストーリーを簡潔に説明する。ラセーグテストというのだろうか、仰向けに寝て足を片方ずつ上げるお決まりのテストをする。椎間板ヘルニアがあるかどうかのテストである。

十五分ぐらい話をしていると、受付の看護師さんが顔を出して、「福井先生が戻られましたが、どうしますか？」と、その若い医師に聞く。

「おや、そうですか、じゃあ、福井先生に診てもらったらどうですか？」

これはツイてる。「神の手」の先生が偶然戻って来たなんて……。

福井整形外科部長は想像していたよりも若い方で、話し方も気さくだった。

午前中に撮ったX線写真を見て、「神経管狭窄のようだね」と言われる。

「他の病院ではそれはないと言われましたが……」

「MRIを見ないとなんともわからないので、MRIを撮りましょう」

「MRIならさんざん撮りました。つい最近も地元の病院で撮ったばかりです」

「じゃあ、次回それを持ってきてください」

二週間後の福井先生の予約をもらって帰宅する。

これでもう大船に乗った気持ちになった。

そういう気持ちになると、なんだか少しだけ痛みも和らいだような気がする。

翌日、MRIの写真をもらうために青梅の総合病院に行って、高村先生に昨日の麻布の病院での顚末を説明する。

よその病院に行った話など、いやな顔をされるのではないかと不安だったが、先生は「それはよかったじゃあないですか。じゃあ、所見の紹介状を書いておきますね。地元の病院には地元のよさがありますから、いつでも心配なときはまた来てくださいね」とまで言っていただいた。つらいときの親切は身に沁みる。胸が熱くなってしまった。

医師という職業は、腕の良し悪しも大事かもしれないが、患者との信頼関係を築けるかどうかが重要ポイントではなかろうか。患者も医者に「治してもらう」という受身の態勢ではなく、医者というサポーターを上手に使って、自分で治していくという前向きな気持ちがあってこそ治癒がもたらされるのではないか。こうした考え方は、のちのちの体験を通じて次第に確信に変わっていった。

手術では治らない

二月十六日、過去に撮影したＭＲＩ写真の三回分を大きな封筒に入れて持参し、福井先生に診てもらう。高村先生の紹介状も提出した。

しばらく内容を読まれていた福井先生は、高村先生に礼状を書くという。医者同士の礼儀なのだろうか。多忙な日常だろうに、たいへんな気遣いに敬服する。

「うーん、神経管狭窄はないなあ。Ｌ５のヘルニアも騒ぐほどのものではないし……椎間板ヘルニアっていうのは通常は前後方向に出るんだが、外側ヘルニアといってたまに横に飛び出すやつがあるんだ、そっちが気になるなあ。悪いけどもう一回、ＭＲＩを撮ってきてくれないかなあ」

「え、これは先月撮ったやつですよ」

「いや、ほらここのところが不鮮明でよく見えていないんだ。ＭＲＩの機械もいろいろあってね、出はじめのデジタルカメラのように、画素数が少ないとよく見えないんだよ」

なるほど、青梅の病院のカメラが古いのか……あるいはやっぱり自分の指示で撮らないと見たいところが見えないのか。かくしてその日は発病から七回目のＭＲＩ撮影をすることになった。

翌週の二月二十一日、最新のシーメンス社のＭＲＩで撮った画像で診断を受ける。

「うーん、神経管はとてもきれいだな、外側ヘルニアも目くじらを立てるほどのものではない」

「で、で、治療の方針は？」

「私は、手術は千五百回もやったが、あなたの場合は、手術でどうのこうのという患者ではないんだ」

福井先生の著書にもあるように、先生は神経管の周りに溜まった石灰質を「とんとんごりごり」削る手術の名医であり、削るところがない私は彼の対象の患者ではないと結論づけられてしまった。

「痛みの原因を追及しなければ、治療も何もない」

ごもっともな話である。

「神経根ブロック注射をすることにしよう。L5の神経根に直接ブロック注射を打って、左下肢がどんな反応をするかによって、状況が見えてくる。その反応によって治療方針を検討することにしよう」

次週に、神経根ブロック注射をする予約を取って帰宅する。

手術では治らない——というより手術するところがないということはわかったが、その先の治療方針がさっぱり見えず、不安な気持ちが膨らんだ。

恐怖の神経根ブロック注射

そういえば、ラジコン模型飛行機仲間で、通称「モンゴル飛行隊長」の秋山和也さんが、かつて腰痛で七転八倒して神経根ブロック注射で治った、と言っていたのを思い出した。早速メールを打つと、恐ろしい内容の返事が戻ってきた。

「神経根ブロックやるんですか？　これはたいへんに痛い注射であるぞ。今までウン十年生きてきて、こんなに痛い目にあったことがないというくらいに痛い。スパイラル針とかいって、注射針がとぐろを巻いておる。俺なんか、『え？　先生、その針でホントに打つんですか！』と思わず言ってしまったもの。まるで馬に打つ注射。だから注射器だけは絶対に見ないほうがいいよ。それから、やる前に必ずトイレに行っておいたほうがいいな。俺なんか、あまりの痛さに年甲斐もなく大声でわめきちらし、挙句の果てにチビッたものな……」

ウソだろう！　痛いとは噂に聞いていたけれど、そんなにすごいのか。

まあ、隊長特有のユーモアがかなり入っているから話半分にしても、相当に痛い注射のようであることが判明した。しかし、それでこの苦しみから解放されるのなら、仕方がない。

月が明けた三月二日、三田病院に行くと、私の担当医は福井先生から脳神経外科の若い先生にバトンタッチされていた。

診察室でいろいろ先生から説明と指示を受けて、いよいよ恐怖の神経根ブロック注射だ。

「たいへん痛いと聞きましたが……」

「うん、かなりね」と言って、先生はにっと笑う。

「先生、脅かさないでくださいよ。お手やわらかにお願いしますよ」

看護師さんから背中が開いたブルーの手術着を渡され、パンツ一枚でこれをはおり、地下の放射線科に行くように指示される。

神経根ブロック注射は、X線透視画像をモニターで見ながら針を刺していくものだ。X線では骨しか映らないが、各脊椎の位置関係から目指すラッキョウのような形をした神経根の位置の見当をつけ、探りながら針を入れていく。結構大がかりなものである。

地下一階にある「レントゲン室」と書かれた鉄扉の前の廊下にベンチがあり、同じブルーの手術着をまとった四人の患者が電気ストーブを囲んで待っていた。

皆さん、神経根ブロックをやる人たちのようだ。

私もベンチに座り、隣の中年の男性に声をかける。

「ブロックは何回かおやりになったんですか？」

「今日で三回目かな」

「私は今日が初めてなんですけど、なんだかすごく痛いんですって？」

「そうね、針が神経根に当たったとき、かなり来ますね」

「で、効きました？」

「僕の場合は少しね。何回もやるといいと先生は言っているしね、五、六回はやってみないと駄目なようですよ」

その隣の年配の女性は私と同じく今日が初めてらしく、しきりに心配していろいろ質問している。三十代と思われるスポーツマン風の若い男性は、昨年地元の病院でヘルニア手術をしたものの症状が良化せず、この病院の評判を聞きつけてやって来たという。

五人でいろいろ腰痛談義と情報を交換するが、やはりとても痛い注射であるのは間違いないようだ。そのとき突然、鉄の扉の内側から「ぎゃー！」という女性と思われる悲鳴が、連続的に聞こえてきた。

皆で顔を見合わせる。もう、逃げ出したくなってきた。

注射が終わった患者は下肢が一時的に麻痺状態になるので、車椅子に乗せられて外来病室まで運ばれ、しばし休憩するシステムだ。鉄の扉が開くと、憔悴しきった中年の女性が車椅子で運ばれて行った。

一人十五分ぐらいの間隔で鉄の扉を出入りし、入るときは「頑張ってね」とまるで出征兵士を見送るがごとく、出てきたときは「お疲れさま」と待機組が声をかける。

さて、最後に私の刑が執行される番になった。皆出て行ってしまったので、私を見送ってくれる人がいないのが寂しい。

冷たくて重い鉄の扉を押して入ると、ひんやりとした手術室の中には回転式手術台付のレントゲン装置などさまざまな機械があり、麻酔科の医師、レントゲン技師、看護師二名が待機していた。

垂直になったままの回転式の冷たい手術台に立つ。手術台が前方に倒れ始める。水平になったところで止まり、うつ伏せ状態で寝そべって待つ。

　担当医の声が聞こえてきた。

「さあて、やりますか」

　振り向くと、先生はきちんとブルーの手術着に同色の帽子、薄いゴム手袋をつけた両腕を上方に上げながら近づいて来る。なんだかずいぶんと大げさな手術でもするような雰囲気がある。モンゴル飛行隊長のアドバイスを思い出して、両手は手術台の上方にあった二つのハンドルをしっかりと摑み、先生とは反対の方向に顔を向ける。

「ちょっと、チクッとしますよ」

「チクッとかいって、ほんとはすごく痛いんじゃないの？」と一人言を言いつつ、目をつむってハンドルを握る両手に力を入れる。針が背中に刺さり、ビクッと背中を動かしてしまったが、これは局部麻酔のための皮下注射であった。

　そして、その後なにやら背中に針を刺してゆく感触がある。ずぶずぶと相当深く入っている感触があるが、実際のところはよくわからない。特に大きな痛みはないが、恐怖感は増幅する一方である。いったん針を抜いて、また刺す。どうも場所を探りながら確認しているようだ。

「大丈夫ですか？　来たら、言ってくださいよ」

「え？　何が来たらですか？」

「針が命中するとビクッと来ますからね」

「はい、了解。まだ来ていません」

三回目に針を差し込んだとき、それはやって来た！

突然左足の全体に電流が走ったかと思うと、左下肢にとんでもない激痛。

おおっ！　これがそうか。思わず歯を食いしばって耐える。

「せ、先生、来、来ました！」

「よしよし、いつも痛いところがビリビリ来ているでしょ」

「そ、そうです！　何でもいいから早くやってください！」

痛かったのは一瞬で、麻酔のせいか針を抜いたのかわからないが、激痛は終わった。やれやれである。

「いやあ、痛かったですよ。終わりですか？」

「いやいやなになに、これからが正念場、これから薬を入れるんですよ。薬を入れるときが痛いから頑張って」

「えーっ！」

すると待機していた看護師さんの一人が駆け寄ってきて、両手で私の両足首をしっかりと摑むではないか。暴れるのを押さえつけるためのようだ。

一分ほど静寂があって、激痛がやって来た。ギューッという痛みが左の臀部、脛、足先まで到達した。が、大暴れするほどの痛さではなく、なんとか耐え抜く。

「はい、終わりましたよ。お疲れさま」という看護師さんの声が聞こえた。

車椅子に乗せられると、確かに左足は感覚がなく、ぶらぶら状態。しかし、いつもの坐骨神経痛はきれいさっぱり痛みが消えていて、とてもさっぱりした感じがする。

一階の整形外科の外来ベッドで一時間ぐらい休んだら帰れますよ、と看護師さんが言っていたが、午後一時半から横になって三時を過ぎても足の感覚は戻ってこなかった。ときおり看護師さんが様子を聞きに来る。結局四時過ぎまでいたが、周辺は慌しいし、長時間外来ベッドを占領するのも気が引けたので、「なんとか歩けますので、帰ります」と看護師さんに告げて外来を出たものの、まだ左足がついてこない。支払いを済ませて病院の正面玄関を出たが、とても最寄りの駅まで歩いて行けそうにはなかった。仕方なく玄関前にいたタクシーで東京駅まで行き、青梅まで電車を乗り継いで帰った。

夕方六時ぐらいには麻酔が切れてきちんと歩行できるようになった。いつもの左足の痛みはかなり引いていて腰も軽かったが、残念ながら、やがて徐々に痛みが戻ってきた。

そして翌日、駅まで歩いてみると、やはり二分と歩けない。左足の痛みは容赦なく襲ってきた。

その晩、モンゴル飛行隊長にメールで報告すると、彼も担当医から「神経根ブロックを五回やって効かなかったら手術しましょう」と言われたとのこと。そして一回、二回と効果が出なかったが、最後の五回目に効いた。身動き一つできず、救急車で搬送されてから一ヵ月の入院と神経根ブロック注射治療で、助けられたそうだ。

「焦らずじっくり治療すること」と最後に書かれていた。

六年以上も慢性化したものが、一発の注射で完治するわけがない。

地道にゆくしかないと思った。

この注射はその後何回もやったが、注射針は一回も見ていないので、モンゴル飛行隊長のいうように、本当に「とぐろ」を巻いていたのかどうか、今となっては不明である。

翌週、朝一番で再び神経根ブロック注射を打つ。

前回同様、神経根に針が触ったときに左下肢がビクッときたが、先週ほどの激痛ではない。薬を入れたときの痛みもそれほどではなかった。一時間ほど外来ベッドで休むと歩けるようになったので、そのまま職場に戻り、何ごともなかったように仕事をした。しかし二回目も、麻酔が切れると以前の状況に戻ってしまい、治療の効果は持続しない。

結局、毎週木曜日に、このブロック注射を計六回受けた。

注射は痛かったときと痛くなかったときとがあった。注射が痛かったときのほうが効果は持続したので、「先生、もっと痛くしてください！」などと訳のわからないことを言ったりして、自分はマゾか？　と自問自答する。

どうやらレントゲンで骨の位置を確認はしているが、神経根は小さいので、針が中心に当たったときと、かすっただけのときもあるようだ。

効果が持続するとはいっても半日程度でしかなかった。六回やっても、残念ながら症状回復の進展はさっぱり見られなかったのである。

担当医も困った様子。私も焦ってきていた。

「次の手はどうなんですか？」

「そこが問題なんだなあ……」

すっかり行き詰まってしまっていた。

七年目の焦りと絶望

神経根ブロック注射に過大な期待をしたのが間違いだった。

福井先生との会話を思い起こしても、もともとブロック注射は「原因を探る」ためにやったはずだった。六回もやって効果がなかったのは、痛みの原因が違うところ、つまりＬ５、Ｓ１

の椎間板周りではなく、別のところにあると考えるのが妥当だろう。

四月になって、四ツ谷外濠公園の満開の桜並木が華やかだった。

毎日行かなければならない顧客のビルは四ツ谷駅からどうという距離ではないが、私にとっては半日かけてもたどり着けそうもない遥かかなたにあった。

どこへ行くにもタクシーを使った。青梅駅と高台の自宅へのアクセスは娘の時間があるときは送迎してもらい、そうでないときはタクシーに乗った。タクシー代は考えたくもないほど嵩んできたが、ほかに方法がなかった。

私の持病は直近の部下や親しい同僚は知っていて気遣いをしてくれたが、基本的に会社には黙っていたし、症状をさとられないように気をつけていた。

「坐骨神経痛で足が痛い」と説明しても、「何ですかそれ？」という素っ気ない問いが返ってくるだけだからである。

坐骨神経痛という病名は聞いたことはあっても、どういう症状なのか知られていないし、「何が原因でそうなるんですか？」と聞かれても、主治医でさえも答えを持っていないのだから返答のしようがない。

様子をさとられたときは「ちょっと持病の腰痛で立っているのがつらいんですよ」と言っていた。

後に、私は社内で「腰痛の人」として有名になってしまったが、この頃は坐骨神経痛で左下肢が痛いということを知っている人は同病の数人だけであった。

ところが、これがよくなかった。大体腰痛なんてものは病気でもなんでもなくて、三人中年がいれば一人は腰痛持ちだから、腰痛で仕事を休むとか、歩けないから車を出してくれとか、立って話ができません――などといってもまず理解されないのである。

「なんで手術しないんですか？　きちんと治療しないで放っておいたら駄目ですよ」

と、思いやりだか説教だかが飛んでくるだけであった。

私も含めて、大抵の病気は医者にかかれば治ると信じているし、ましてや腰痛などというものはそんな深刻なわけがないと考えるのが世の常識だ。

しかし、症状はどんどん深刻になっていった。

職場にいて座って仕事をしているときは大きな障害はない。またオフィス内を歩き回ることやトイレぐらいは行ける。だから本人の悩みや苦しみは見えていない。黙って耐えていれば、他人からはわからないのである。

一番苦しかったのは「立ち話」である。

社内の人には言い訳ができるが、接客中の立ち話は、客の前でしゃがみ込むわけにもいかず、ただひたすら我慢した。左足の痛みをまぎらわすために、右手を後ろ手にして痛くない方の右の大腿部を思いきりつねる。とにかく激痛が絶え間なく来るので、思考能力が低下する。何も考えられなくなってくる。人と話をしても何を言われたか覚えていられない。

家に帰ると大腿部が青あざだらけになっていた。

人生の折り返し点を過ぎて五十歳も半ばになれば、誰でもどこかに「不良」が発生してくるのは仕方がない。同年代が集まれば必ず健康の話が出るものだが、私は毎年受診する成人病検診での通信簿はつねに百点満点であり、「血圧が、血糖値が、体脂肪が、肝臓が……」とグチる同僚をあざ笑っていた。

まさか腰痛ごときで、こんな苦しみがやってくるとは思いもよらなかった。

すでに発症から七年目に突入しており、昨年からの症状悪化は自分の人生にとって重大なことになっているとようやく気がつきだした。

このままでは仕事を続けることができない、日常生活もままならない。下手すると寝たきりになってしまうかもしれない。家族は、家のローンは、老後は……絶望的な近未来が現実のものとなって襲いかかってきていた。

二週間の入院を決意する

担当医と次の対策について作戦を立てる。

「神経根ブロックは六回やって効果が出なかった。少しでも効果が出ていればもう少し継続してやってみる手はあるんだが、これ以上やるのはやめよう。それで、都内のほかの病院で『高圧酸素治療』というのがあるんだが、それをやってみないか？」

「高圧酸素ですか、何ですか、それは？」

どうやら酸素を吸って血中酸素濃度を上げると、痛みに効果があるのだという。臨床例も多々あるようだ。確かに「神経痛などの筋肉の痛みは筋肉中の酸素が欠乏することで発生する」と多くの本に書いてあった。酸素治療は効果が期待できるかもしれない。

福井先生のご意見もうかがいたい、とむりやり福井先生に面談を申し込む。

「ヘルニアなどの構造異常が神経根を圧迫しているのなら神経根ブロックで効果が出るはずだが、あなたの場合は、そこに原因がないから効かないんだ。鎮痛剤も、こういうふうに慢性化してくると効かなくなってくる。おそらくメンタルな部分から来ていると考えられるね。しばらくハワイにでも行っていれば治っちまうよ。福島県立医大では整形外科と心療内科が共同チームを作って、あなたのような腰痛患者を治療している。心療内科の精神科医を紹介してあげようか？」

と「神の手」はおっしゃる。

私の症状は構造異常がないことから、メンタルなことが原因になっているのかなとは以前から思っていた。そういう考え方の本もたくさん読んだ。だが自分は鬱病でも精神異常でもないし、根っからの楽天家で、ノイローゼなんてものからは縁遠い性格だと信じている。そう申し上げると、

「自分でそう思っている人ほど、実際は内面的に問題を抱えているんですよ」

と、思いがけない言葉が返ってきた。

ふーん……。だが仮にそうであっても、痛みの原因は理学的、物理的にどこかにあるのではないかという考えが離れない。高圧酸素治療の効果に関して福井先生の見解は否定的ではあったが、「患者がそうしたいというなら、なんでも勧めます。二週間、仕事も家も忘れてのんびり入院するのも悪くないですよ」と親身に提案してくださった。

福井先生は外科医だが、さすがに毎日七十人以上の腰痛やら神経痛の患者を扱っているだけあって、私のような患者の例もよく把握しておられるようだ。

「患者自身が前向きに取り組むものは、よい結果をもたらす」ということがだんだん見えてきた。

二週間も仕事を休んでハワイに行く言い訳も費用もないけれど、入院ならその両方の問題は一応クリアできる。ハワイと入院では比較にはならないとはいえ、考えてみれば入社以来三十

年余、そんな長期の休暇を取った記憶もない。

高圧酸素治療効果への期待感はあまりなかったが、ちょうど会社の大事件も片がついて一段落したときだったので、二週間休暇をもらって、病室でのんびり読書三昧というのもいいのではないか。二週間の安静が効果をもたらすかもしれないし、治療について考えを整理する時間としてもいいのではないか、と考えて入院を決心した。

発症してからこれまでに診察を受けたり、面談した西洋医学の医者は、思い出してみると十五人以上になる。私は彼らにそれぞれ違う答えを期待していたが、彼らはだいたい同じ診断結果で、同じことを言っていたように思う。

腰痛・坐骨神経痛で悩む患者のうち、構造異常が明白で手術対象になる患者は三十パーセント以下で、構造異常があっても腰痛との関連性が希薄であり、手術をしても成果が出るか効果の不明な患者が三十パーセント、残りの四十パーセント以上は、私のように構造異常が明白ではなく、腰痛の直接原因が不明瞭ということになる。

これが腰痛治療の難しさ、悩ましいところなのであろう。

とにかく症状が再発、悪化してからは、一発手術で私を歩けるようにしてくれる医者を探して回っていたのだが、「お願いです、治してください」と医者に依存するところから、まず考え方の間違いがあったように思えてきた。

高圧酸素治療

高圧酸素治療法の歴史は古く、第二次大戦中に戦場で傷ついた兵士を酸素の充満した部屋で治療して効果を上げたとされている。当時は設備が十分ではなく、充満した酸素による爆発事故もあったようだ。

この療法はもともと潜水病治療に効果のあるもので、近年では英国サッカー選手のデビッド・ベッカムや日本のプロ野球選手などがケガの治療で利用して、一躍知られるようになった。しかしインターネットで調べてみると、腰痛や神経痛に効果があるという記述はなく、唯一「難治性の神経病」という文字があるのみだった。

都内でも高圧酸素治療設備を持つ病院は数えるほどしかない。

担当医が紹介してくれたその病院は東急池上線の洗足池駅近くにあり、壊れた左足を引きずって青梅から電車を乗り継いで行くのはかなりつらそうなので、車で行くことにした。

予約した四月十日午前九時、事前に説明をしていただいた親切でやさしそうな技師殿が待っていてくれて、さっそく高圧チャンバーの中へ案内される。入る前に所持品の危険物検査と、着ているものが綿百パーセントであるかなどのチェックを受けた。

高圧チャンバーは、外側から見れば小型の潜水艦のような形をしていて、鉄製の丸窓は船そのものの部品で、きっちり部屋が密閉されるようになっている。内部には六台のリクライニングシートがあり、六名が一時に治療を受けられる。

小型の日焼け機みたいな一人用の装置は最近ではエステなどにもあるようだが、ここのは医療用だから、圧力も二気圧以上かけられるそうだ。気圧の高い環境下で高濃度の酸素を吸い込むと、酸素が血液中に容易に溶け込む。だがチャンバー中に酸素を充満させると爆発の危険性が高いので、空気の圧力を通常の倍の二気圧（水深十メートルの圧力と同じ）にしておいて、酸素マスクで百パーセントの酸素を吸い込むのである。

今日の患者は私と若い男性の二名。シートに座り、看護師さんから酸素マスクをもらい、タオルケットをかけてもらうと、バタンと重々しい鉄製の分厚いドアが閉まった。治療の開始だ。

十五分かけて圧力が少しずつ上がっていく。壁面に圧力計があるので圧力が上がっていくのがわかるが、どんどん耳への圧迫がきて、素早く次々と「耳抜き」しないと耐えられない。鼻をつまんで鼻息を耳のほうにふーっと入れたり、あくびしたりで、飛行機に乗ったときと似た感じだ。

内部のスピーカーから、技師殿が「大丈夫ですか、耳抜き、うまくできてますか」と問いかけてくる。内部にはモニターカメラも付いていて、外で技師殿が監視しているようだ。

気圧が上がりきって三十分。この間、シートを倒して、持ち込んだ本を読んでも眠ってしまってても構わない。そして最後に十分かけてゆっくり気圧を戻し、定常気圧になったところでギギーッとドアが開いて終了となる。

その後、入院受付に行って入院手続きをした。病室は四階の四〇三号室、四人部屋で先客が二人いるので、ご挨拶する。

私のベッドの隣の若い患者は、なにやら首を痛めて手術をし、病院を転々としているという商社マン。今朝、高圧酸素室でご一緒した人であった。ずっと職場も休んでいるとかで、私よりずっと深刻そうである。

向かい側のベッドの宇多村元昭さんとおっしゃる年配の男性は、軽い脳梗塞で入院したようだが、そんなふうに見えない。とても博学な方で、実に話が面白い。

私は文部科学省が認定する「技術士」という技術系の国家資格を持っている。この資格は世間一般ではあまり知られていないが、偶然宇多村さんも同じく「技術士」の資格をお持ちの東京工業大学の教授でいらして、話がはずんだ。

入院生活はとても快適で、とても退屈で、とても寂しく、とても楽しい。

サラリーマン人生三十年余、がむしゃらに欲張って生きてきて、普通の人はやらないような勝手気ままな人生を送ってきた。若いときは仕事に夢中で寝る時間もなかったが、ここ十年でフライフィッシング、天体写真装置、ラジコン模型飛行機などの道楽に時間と金をつぎ込んで、慌しい生活を送ってきた。そしてこの六年間はといえば、仕事と家庭と趣味のほかに、つらい持病まで加わって、満身創痍。戦場から逃れることのできない傷病兵のようなものだった。

そんななかでの終日のんびり生活は、かつてない快感である。

高圧酸素室は午前中で終わりなので、あとはベッドで本を読むかテレビを見るかぐらいである。家人や友人、会社の連中には、病気ではないので見舞い無用であるとはっきり言ってきたから、誰も来ることはないだろうが、ちょっと寂しい感じがする。時折、会社や友人から携帯電話にメールが入ってくるが、特に重要なこともなく、毎日が同じ調子で過ぎていった。

治療の効果のほどはというと、確かにじっと動かないでいるので、横になっている分には足も痛まない。だが、試しに病院内を歩いてみると、四階から一階の売店まで行くのは相当難儀である。

半分の一週間が過ぎても、これといった効果は現われてこない、「やっぱりなあ……」とため息が出る。まあ、これも想定内であり、今回の目的は心の休養というつもりであったのだから、よしとしなければなるまい。

外出は自由というので、木曜日の午後から秋葉原の行きつけの模型屋さんに行き、主人とラジコン談義をする。帰路の電車でまたまた左足に激痛がくる。出かけたことを後悔する。

金曜日には外泊届けを出した。週末を自宅で過ごして、日曜の夜九時に戻る計画だ。

「ただいま」と玄関を開けると、妻が心配顔で出てきて、「どうなの？」と聞く。

「いまいち……」としか答えようがない。後ろから愛犬レノが飛んできて、べろべろと私の顔を舐め、全身で喜びを表す。犬はご主人様が何日かいないのを理解しており、いつもの帰宅のときとは違った反応をする。「どこに行ってたの？　早く一緒に遊ぼうよ」といわんばかりの顔をする。

結局二週間、正味十日間の高圧酸素治療をしたが、退院して二日もしないうちに症状は元の最悪の状況に戻っただけであった。

この治療法でよく効いたという臨床例は多々あるようなので決して否定はしないが、私の場合は効果が得られなかった。これもやってみなければわからないことであり、自分なりに納得して次へのステップへ行くしかない――それが総括であった。

不思議な十字式健康法

五月の連休はちっともお天気がよくなかったのに、連休が終わったとたんに連日晴天が続いて、すっかり汗ばむ初夏の気配である。

昨年秋口から急速に悪化した持病の坐骨神経痛は、手術では治らないことを納得せざるを得なかった。ブロック注射は効かず、高圧酸素治療も効果なしで、八方塞がりになってきていた。そうなるとさんざん通って効果が出ずに、「もう行かないぞ！」と心に決めた代替治療のホームページに、またどうしても目がいってしまう。二年前には見られなかった新しい「手法」の腰痛関連の治療院が宣伝をしている。どれも効きそうで、行けばすぐに治ってしまいそうな気分になる。

今年に入ってから治療費や入院費、タクシー代など、「障害」のせいでの出費は相当に嵩んできている。以前に代替治療院を回り歩いたときの費用だってかなりの金額になり、一介のサラリーマンにとっては厳しい出費となっている。

「健康一番、体が資本」なんてことは、若いときは他人事であったが、ここにきて実感せざるを得ない。

先月、高圧酸素治療でご一緒だった東京工業大学の宇多村教授から「十字式健康法治療院」というのを紹介されていた。治療院は吉祥寺にもあり、ちょうど出先から工場がある吉祥寺へ昼前に戻ったので、思いついて行ってみることにした。

ＪＲ吉祥寺駅から、いつものように何度も立ち止まっては休んで、小さなビルの二階にある診療室にようやくたどり着く。普通の人が普通に歩けば駅から二分とかからない距離である。

ガラスのドアを開けると、ベンチソファーが並んだ待合室があり、大勢の人々が待っている。病院の整形外科のようなところは圧倒的に老人が多いが、ここはやはり健康保険がきかない代替治療院であり、また時間帯のせいもあって中年の主婦が多い。時計を見ると十一時半で、間もなく昼休みの時間である。

係の女性に「どのぐらい待ちますか？」と尋ねると、「十五分ほどお待ちになれば大丈夫ですよ」と言う。

ざっと見ても三十人以上は待っている。十五分はおろか三十分以内に順番が回ってくるとは思えないが、ソファーに座ってパンフレットなどを眺めながら待つ。

パンフレットによれば十字式健康法は気功の一種で、先生方は全員クリスチャンとあるが特に宗教的なにおいはしない。

有名な漫画家の一条ゆかりさんが書いた体験記のような漫画も入っていて、重症の職業病の肩こりが治った顚末が面白かった。彼女も最初、「こんな治療で、治るもんか！」と思ったようだが、徐々に魔法のような治療に引き込まれていったという。

五人ずつ名前が呼ばれ、診察室に吸い込まれてゆく。男性五人のグループの後は、女性五人。終わった人は身づくろいしてどんどん出てくる。回転が速い。正午前には私の名前が呼ばれたので、診察室の手前の着替え室で上半身裸になり、診察室に入る。

白衣の先生が、後ろ向きに座った患者の背中を触って治療中である。時折、「ぶしゅ、えい！」といった先生の掛け声がかかる。

一人一分間ほどの治療なので、回転が速いわけだ。

先生の治療椅子のすぐ横にあるベンチでは、次の患者五人が治療を見ながら自分の番を待っている。その中に一人だけ松葉杖をつき、奥さんらしき人に抱えられて立っている四十代の人がいる。その人の番になったが、腰の痛みで座れないと言う。顔をしかめながら無理やりゆっくり座って、初めてここに来たというその男性の治療が開始された。

三分ぐらい念入りに治療が施された後、先生が「もういいでしょう。立ってみてください」と言う。男性は「いや、一度座ると立てません」と言う。「いや、立てるはずですよ」との先生の言葉に促され、男性は腰を上げてみる。なんと、すっくと立ち上がったではないか。

「あれ、先生、立てます、痛くないです」

待っているギャラリーから、ため息とも歓声ともいえぬ声が一斉に沸きあがる。彼は興奮して声高に礼をいうと、松葉杖を奥さんに渡して、すたすた歩いて帰っていった。

「うーむ。サクラを使ってやるパフォーマンスではないだろうなあ……」などと邪推しているうちに、私の番がきた。病状を先生に訴える。

「坐骨神経痛で歩けません」

「うん、左だね、相当背骨が曲がっている、これは古いね」

「そうです、かれこれ七年になります」

背中を見てすぐ状況が把握されてしまった。

「ここが痛いでしょう」と言って、いつも痛む左上臀部をぐっと押す。

「あっ痛！」激痛が走る。

背中や足、尻を二、三分であろうか、マッサージとは違う手法で触っていく。

「今度はどうですか？」と、さっきと同じ上臀部をぐっと押す。痛みはない。

「痛くないです」

どうにも不思議な感覚である。

しかし吉祥寺駅までの帰りの歩行では、やはり左足全体とお尻に相当な痛みが再生する。治療での瞬発的な効果は出てはいないが、しばらく通ってみようと思った。

この気功院は一回の治療費が二千円と安い。出社前の朝の時間や、就業後の夕方の時間帯を使って、週二回行き、計八回ほど連続して通ったが、私の慢性化した頑固な坐骨神経痛にはこれといった効果が出てこなかったので、だんだん足が遠のいた。

【第四章】

心と痛みの関係

TMSの白い本、赤い本

この六年間で私が読んだ腰痛関連の本は、なんだかんだ二十冊を超えた。

その中でとりわけ異色の内容で興味深かったのは、TMSジャパン代表の長谷川淳史氏の著書『腰痛は〈怒り〉である』（春秋社）と、ジョン・サーノ著、長谷川淳史監訳、浅田仁子訳『サーノ博士のヒーリング・バックペイン』（春秋社）という赤い表紙と白い表紙の二冊の本だった。

白い本『サーノ博士のヒーリング・バックペイン』は、ニューヨーク医科大学臨床リハビリテーション医学科教授のジョン・サーノ博士が打ち立てた「緊張性筋炎症候群」（TMS＝Tension Myositis Syndrome）理論を長谷川氏が日本語訳したもので、『腰痛は〈怒り〉である』の赤い本は、長谷川氏がTMS理論をわかりやすく解説したという位置づけにある。

TMSとは一口にいえば、「心の緊張による痛みをともなう筋肉の生理的変化」である。もっと具体的にいうと、「心に精神的な苦痛があるとき、脳は体の一部の筋肉に疼痛を発生させ、その精神的な苦痛から注意をそらすようにする」ということになろうか。

胃潰瘍という病気がストレスからくることは今では常識ともいえる。ストレス性胃潰瘍である。私は医者ではないからストレス性胃潰瘍の発生メカニズムはよくはわからないが、サーノ博士的にいえば、「ストレスの苦痛で心が耐えられないとき、脳は胃に痛みを発生させて胃潰瘍をつくる」ということになる。

近年ではストレスはあらゆる病気の源であるといわれているから、心因性の腰痛や坐骨神経痛などは、あって当たり前といえば当たり前である。ところが大多数の整形外科医は物理的構造異常にとらわれていて、こちらの方向には目を向けようとしない。

「心因性の腰痛」は常識ではないのである。

私の慢性化した腰痛と坐骨神経痛は発症してすぐに、背中や腰の構造的異常が直接原因でないことが複数の整形外科医から指摘されていた。しかし、「ではなぜこんなにも痛みがあるのか？」の疑問に明快に答えてくれる医者は誰一人いなかった。代替医療の分野でも皆無だった。

長谷川氏の著書は、この種の本としては異例の売れ方をしたと聞く。とすれば、私のように慢性化して原因が特定できない腰痛患者がいかに多く巷にあふれているかと思わざるを得ない。

国際医療福祉大学三田病院の福井先生に「ハワイに行けば治っちまうよ」と言われたとき、ずっと胸の底に引っかかっていたこれら長谷川氏の二冊の本を改めて思い出したのである。

四年前にも長谷川氏の著書を何度も読み返しては、書かれている治療の「実践アイテム」を繰り返し実行したことがあった。でも、やり方の問題なのか、やろうとするとやさしそうでも実際にはなかなか難しく、私の坐骨神経痛への効果は出てこなかったので諦めてしまっていたのである。

楽天家の深層意識

私は自分の性格を「楽天的」だと思っている。

耐ストレス性も高く、また、ストレスの発散手段である趣味、道楽も人一倍ある。

友人や仲間も多く、いわばストレスにはほど遠い人間——と信じているのである。

座右の銘は「ポジティブ思考」である。だから、鬱病にはなりようがないし、「心が病んで、体が痛む」なんて考えられないと思っていた。

ストレス性の胃潰瘍は、ストレスが溜まりに溜まってイライラし、精神的に落ち着かず、ノイローゼ気味で、胃が痛くなって——といったプロセスであろうから、本人も溜まったストレスを何とかしなくてはいけないという自覚があるだろう。私自身はまったくそういった自覚はないから、胃潰瘍も無縁であると思っている。胃だけは非常に自信があり、現に胃が痛くなったことなど一度もない。

しかし、TMS理論では「潜在意識の中のストレス」に注目していることに興味が湧いた。

心の深層にある悩み、怒り、はたまた、はるか昔の幼年時のトラウマが潜在意識の中に常に存在していて、脳はこれに耐えることができない——というのである。「無意識のストレス」とでもいうのだろうか。これはよく考えてみれば、誰にでも思い当たることがあるのではないだろうか。私の場合も、自分が意識的に避けていたような日常的な問題が無意識のストレスとして浮上してきていたのかもしれない。

楽天家は、とかく眼前の問題を先送りして、棚上げすることが多い。不安が生じていても気づかないことが多い。不安に気づいていても「考えないように」している。「何とかなるさ」というのでは、問題を解決したことにはならない。「ポジティブ思考」というのも、問題が発生したときに、くよくよ後ろ向きに考えず、前向きに物事を捉えようとする姿勢といえるが、姿勢と勢いだけがそうであっても、肝腎の問題がクリアされてはいない。問題の所在と姿勢とでは、次元が違う話である。

悪くいうなら、「現実の問題からの逃避」ともいえる。

だから時折、ふっと恐れや不安が頭をもたげたりする。表面的にはストレスを感じていなくても、心の深層部では、いつまでも解決されない、解決しようとしない問題に、恐れと不安を抱いているのかもしれない。

そういった視点で自分の状況を考えれば、いろいろと思い当たる事項が多かった。

成人病検診での結果のように、内臓その他のパラメータはきわめて良好であったが、二十代の頃から腰痛には悩まされた。敵は私の弁慶の泣きどころを探った結果、腰痛と坐骨神経痛というかたちで筋肉の痛みを突いてきたのであろうか。

心と脳

サーノ博士の本に繰り返し登場してくる「心」と「脳」について簡単に考えてみた。

「心」とは「悩み、恐れ、不安、怒り……」といった、「気持ち、感情」を持つところであり、「脳」とは「気持ち、感情」などに基づく「実行と判断」といった「動作の執行」をするところと考える。

機械のコンピュータに「脳」はあっても「心」はないので、機械は悩み苦しまないし、当然ノイローゼにもならない。

「心」から来る病は人間のみならず生き物すべての性であろうか……。

治してもらうのではなく自分で治す

サーノ博士の治療法では、

「心の深層部に押し込められた無意識な悩み、恐れ、不安、怒りなどを認識する」

というのが基本スタンスである。

潜在意識ではなく、自意識として思い起こし、「そういうことが問題になっていたのか」と自問自答することが重要だという。この考えはサーノ博士が初めてレポートしたわけではなく、ずいぶん以前から同様の考え方があったそうだ。サーノ博士が全米ネットのテレビ番組でＴＭＳの話をしたとき、これを見ていた多くの腰痛患者の痛みが消えた、という有名な話がある。

昨今、一部の大学病院では整形外科と心療内科の共同診療がスタートしている。「腰痛は心の病」でもあることは、少しずつ理解されつつあるようだ。

私は昨年来の症状悪化で、あちこち整形外科を再び訪問したが、手術でどうにかなる症状ではないと宣言され、連続の神経根ブロック注射でも効果がなく、「神の手」を持つ先生にも見放されてから、また白い本、赤い本を読み返し始めていた。

高圧酸素治療の入院生活のときも、長谷川氏の最新著書や、現代腰痛医療に異論を唱える福島県立医大の菊地臣一教授の著書を改めて読んでみた。

これまでの一般的で常識的といわれる各種の腰痛治療は「間違い」であるということは十分に理解できたが、ではどのように実践していけば痛みから逃れられるのか、なかなかたどり着けなかった。

五月中旬、都内で長谷川氏の個人カウンセリングを受けた。

長谷川氏はとても温和で、感じのいい紳士である。

私は自分の病歴と現況をパソコンで作成したプレゼンテーション資料を持参し、二時間にわたって彼と話をしたところ、「サーノ博士理論」はすでに二十年以上も前の理論なので、最近はまた違う観点からアドバイスをしているという。

六月には、氏の主催するセミナーにも出席してみた。定期的に開催しているセミナーで、私のような難治の腰痛患者や医療関係の人が受講者には多いようだ。長谷川氏の著書は全部読んでいたので説明に疑問点はなかったが、再確認できたことがいくつかあった。
①痛みに執着してはいけない
②毎日の疼痛度評価などとんでもない（私は日誌のように日々の痛みの度合いを記録していた）
③他人に依存していては駄目（医者に治してくれというスタンスは無益である）
④自分で闘う気がなくては駄目である（前向きに取り組む）
⑤どんどん良くなっているという意識とイメージを持つこと
といった事項が、私にとっての個人的な「対策」としての再確認であった。

つまり医者に頼って、

「先生、なんで良くならないんですか？　何とかしてください」といった「治療してもらう」という他力本願的受動スタンスは駄目であり、「自分自身で治るんだ、治すんだ」という積極的な思考と行動が重要なのであるという。

最初に発症した原因は、今になって振り返れば、いろいろなことが思い当たる。高額借金して家を買ったが、会社の業績が急落してローンの先行きが見えなくなったこともストレスの一端であったと考えられる。

では、なぜその後いったん回復したのかと考えれば、これまた思い当たることはある。

ずいぶん散財してあちこち行った代替治療での成果は、なかなか得られなかった。

そのときは「この先生なら治してくれる」と神にすがるような思いで通院し、「やっぱり駄目か」の繰り返しであった。換言すればまったくの他力本願であった。

最初は「いいかもしれない」と感じるのだが、一ヵ月、二ヵ月と通院し、効果が出てこないと、途端に疑心暗鬼になってしまった。治療方針に確信を持てていなかったし、治療士の先生に不満だけを持っているような状況であった。

一時回復したのは、代替治療を一切やめてからである。

その当時実行していたのは、電車通勤をやめて車通勤にしたこと、毎日のストレッチ、それに週末のプールであった。

プールリハビリは、行かない週はなんだか調子が悪く、行った週はいいと感じており、自分自身のなかで「プールに行けば良くなる」という自信と実感を持っていたことが大きな要因ではなかったかと考えられる。これらは積極的で前向きな、症状との対峙である。車通勤にしてもストレッチにしても、自分で考え実践したことであり、誰かにすがっていたわけではない。

痛みとの闘いは、自分自身の心との闘いであることが次第に理解されてきた。痛みが「心の問題」から始まっているとするなら、痛みの治療も「心の治療」のはずなのである。

痛みを捨てる訓練

この慢性疾患の治療のヒントは必ず自分自身の中にある、ということに私は気がつき始めた。だから、その視点から自分の心に問いかけを始めた。

痛みに執着するのは止めよう。着実に良くなっていると自分自身に言い続けよう。良いと思ったことは積極的に実行しよう。治療は自分の意志によるものであり、他人に何とかしてくれという考えは捨てるのである。

「痛みに執着しない」ことは確実に効果があった。

電車で立っていて左下肢に激痛が来たとき、以前はとにかく「空いた席を探そう」「何とかして座ろう」「それでも駄目なら次の駅で降りていったん休もう」「もうガマンができない、限界だ」などと、徹底的に痛みにとらわれた状況であった。

かといって「痛くない、痛いはずがない、痛いの飛んでいけ」とつぶやくのもあまりよくないようであった。

これは「痛くない」と言い聞かせること自体が、痛みに執着しているからである。とにかく痛みがきても知らん顔して無心になり、他のことを考える、他のことに集中する、「楽しいこと」を考えるのである。

電車の中で痛みが来たら「今夜帰ったら、先週届いた新しい模型飛行機を組み立ててみよう」とか、「週末は梅岩寺（ばいがんじ）のしだれ桜の写真を撮りに行ってみよう、そろそろ満開になっているはずだ」とか、「今年の夏こそはキャンプに行って、朝晩は釣りをして、夜は星空の写真を撮って一日遊ぼう……」などと考えると、なんだか痛みはすーと消えてゆくのであった。

これは一つの「訓練」であり、効果は確かにあった。

これこそ自身の心に対する前向きの闘いであり、歪んだ痛みからの解放へとつながっていくのである。だから「楽しいカード」はたくさん持っていたほうがいいようだ。

自分は人さまに負けない道楽王ではないか。いくらでも楽しいことを考え続けられるはずだ。

こうしたテクニックは長谷川さんからヒントをいただいた。しかし、不器用な私には、この手法のみで完治にたどり着く自信はなかった。
もう少し自分自身で痛み発生の仕組みを分析してみようと考えた。

【第五章】

痛みの回路

脳が痛みを判断する

「痛い」というのはどういうことなのか考えてみた。
たとえば足を怪我して痛んだとする。足の傷がずきずき痛むが、熟睡してしまえば痛まないのが普通である。でも、寝ている間に怪我が癒えたわけでも、傷口が寝てしまっているわけでもない。痛みは「脳」が感じているからである。だから、脳が寝ている間は痛みを感じないのだ。

確かに足の傷口に「痛み」の原因は発生しているのだが、「痛い」という感覚は、傷口から神経を通じて脳に伝達され、脳が「痛い」と判断しているのである。

私は長年、電気回路設計を職業としてきたので、物の仕組みを電気回路的に考えてしまうことが多い。人間の体の神経系を伝達する神経信号は「電気信号」と同じようなものだから、体の構造も「回路」で考えてみることはそれほど難しくはない。

「回路」とは複数の「部品」や「部品の集合部」といった構成要素が「配線」等で互いに接続されて、ある機能を持つ構成体をいう。

おのおのの構成要素に信号が流れて行くことで、回路は「動作」や「機能」をする。普通は一つでも部品や集合部が機能していなかったり配線が切れていたりすれば、回路全体の動作や機能は停止する。

足の怪我の「痛みの回路」とその動作を考えれば、次のようになるはずだ。

まず、怪我をしたことにより、傷口が「痛み」の発生源となる。「痛みの発生部」と言い換えてもいい。傷の近くの末梢神経はこの痛みを「検出」する。これは「痛みのセンサー部」だ。検出された「痛み」は、「配線」である知覚神経や脊髄、中枢神経系を通じて脳に送られ、脳が「痛み」を判断して、「痛い」と感じる。つまり、「痛み」は脳で判断されるまでは「痛くはない」のである。

この痛みの回路は、「痛みの発生部」→「脳」という単一方向であるから、「I（アイ）形の痛みの回路」と呼んでみた（次ページ図1参照）。

私の左下肢のあちこちの痛みは、確かにその特定部分に「痛み」が発生しているにはちがいないが、「痛い」と認識しているのは、自分自身の脳なのである。そう考えれば、攻め方が変わってくるはずである。

（図１）Ｉ形の痛みの回路

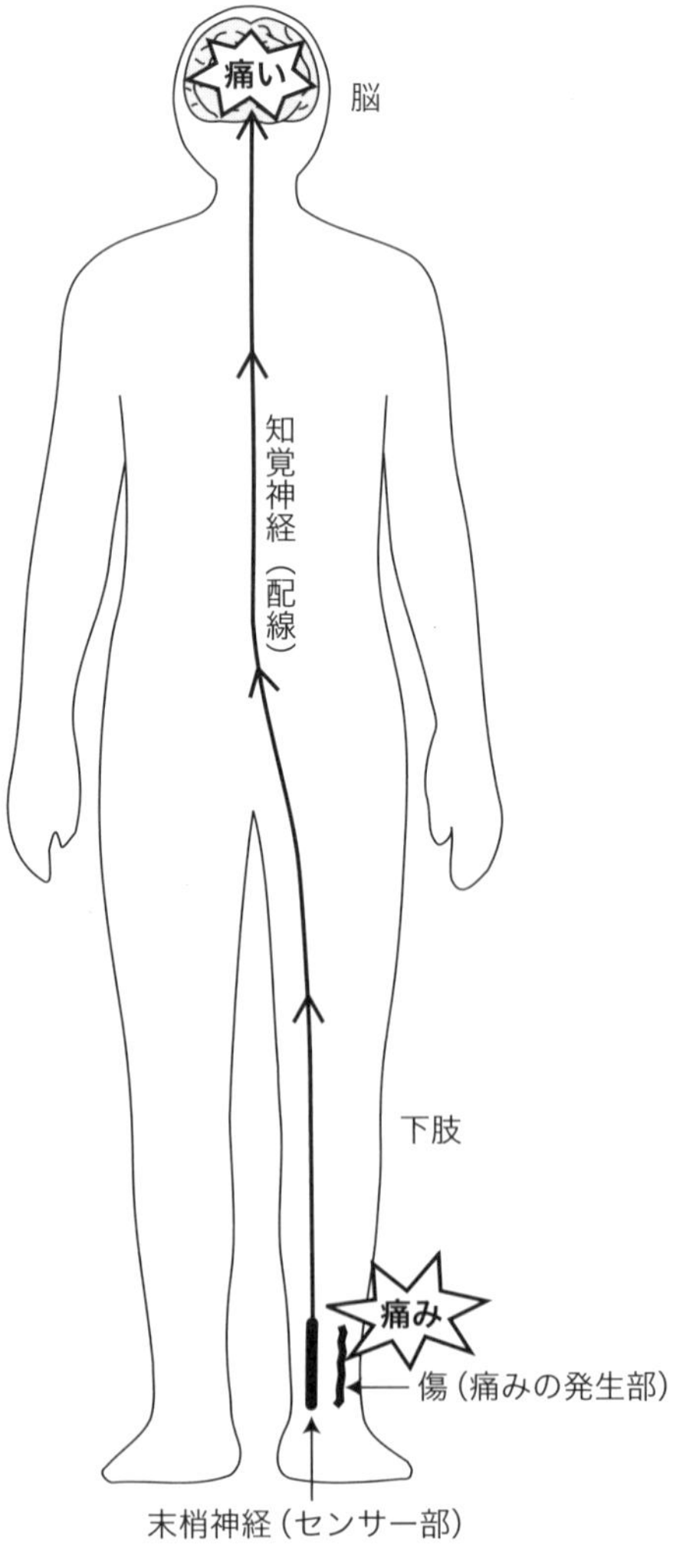

痛い
脳
知覚神経（配線）
下肢
痛み
傷（痛みの発生部）
末梢神経（センサー部）

J形の痛みの回路

私の症状でいちばん苦しいのは、左上臀部と左足の膝から下の痛みである。

整形外科医の説明によれば、「背中のＬ５の神経根が坐骨神経の源であり、腰椎付近のなにものかが神経根に触ったり圧迫していると、坐骨神経の先端にある足の末梢神経部分が痛む」であった。

これは、「痛みの発生源は腰部の神経根にあり、坐骨神経を通じて痛みの信号が足の末梢神経にとどき、その結果、足やお尻が痛む」という分析である。

この状態を同様に「回路」で考えてみた。

まず、腰部の脊椎外側にある神経根に椎間板ヘルニアのようななにものかが触り、神経根が圧迫されると、神経根に「痛み信号」が発生する。この痛み信号は坐骨神経という「配線」を通じて左足に到達し、左足に「痛み」を発生させる。この「痛み」はただちに左足の「痛みのセンサー部」である末梢神経が検出し、その信号は知覚神経系を通じて脳に送られ、脳が「痛い」と感じる。

前出の怪我した足の「Ｉ形の痛みの回路」では、痛みの発生が足の現場で直接起きているの

（図２）Ｊ形の痛みの回路

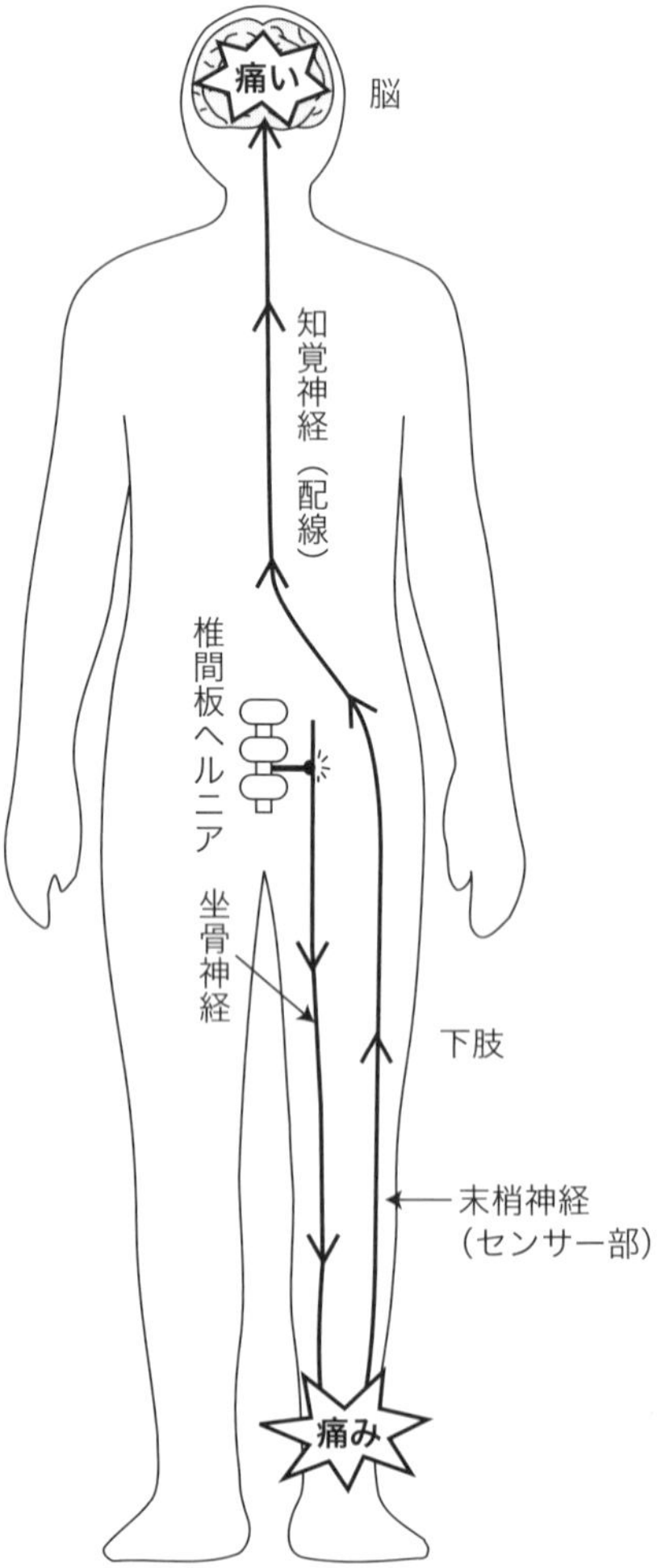

に対して、この説明では痛みの発生が腰部で起きているので、回路は少し複雑である。痛み信号の流れが「J（ジェイ）」の字をしているので、「J形の痛みの回路」と呼ぶことにする（図2参照）。

果たしてこの「J形の痛みの回路」が私の痛みの構造なのだろうか？

私の場合は、椎間板L5付近にヘルニアなどの構造的異常はなく、また、神経根の機能を止める目的の、恐怖の神経根ブロック注射を何回してもまったく効果がなかったことから、この診断は正しくないのではないかーーと推理した。もし椎間板ヘルニアや神経管狭窄などの症状があったなら、今頃はとっくに手術という手段に踏み切っていたであろうが、私にはそういった構造的欠陥はなかった。

どうも私の場合は「J形の痛みの回路」になってはいないようである。

U形の痛みの回路

では、サーノ理論に基づいた痛みの回路はどのようなものか。

潜在的なストレスに脳が悩み苦しみ、これを逃れるために脳はどこかに痛みを起こさせて、この悩み・苦しみから注意をそらそうとするーーこれがサーノ理論といえる。

脳は心の痛み（悩み、恐れ、不安、怒りなど）より体の痛みのほうがましだと勝手に思いこんでしまっており、脳が率先して心の問題を解決しようとするのである。

簡単にいうならば、脳はストレスから逃れたいがために、自分で勝手に痛みを作って自分で痛みを感じているのである。

さて、この場合の痛みの回路の構成はどうなっているのかと考えてみた。

まず、脳はストレスという苦悩から逃れたいと考え、「痛み信号」を脳内で発生させる。そして、交感神経系という「配線」を通じて、左足や左臀部へ「痛み信号」を送りつける。下肢や臀部に「痛み信号」が到達すると、その筋肉部分に筋収縮や酸素欠乏といった生理現象が起き、「痛み」が発生する。

この「痛み」は、ただちに付近にある「痛みのセンサー部」である末梢神経により検出される。そして、この「痛み検出信号」は知覚神経を通じて脳へフィードバックされ、脳に到達し、脳が「痛い」と判定する。

この痛みの回路は脳から始まって脳へ戻る信号の流れがあるので、「U（ユー）形の痛みの回路」と呼ぶことにしよう（図3参照）。

最初に痛みを発生させた脳の部分（図3の脳部A）と、「痛い」と感じた脳の部分（図3の脳部B）では、同じ脳内部でも違う機能をもっていると私は考える。脳部Aはストレスという苦悩

(図 3) U 形の痛みの回路

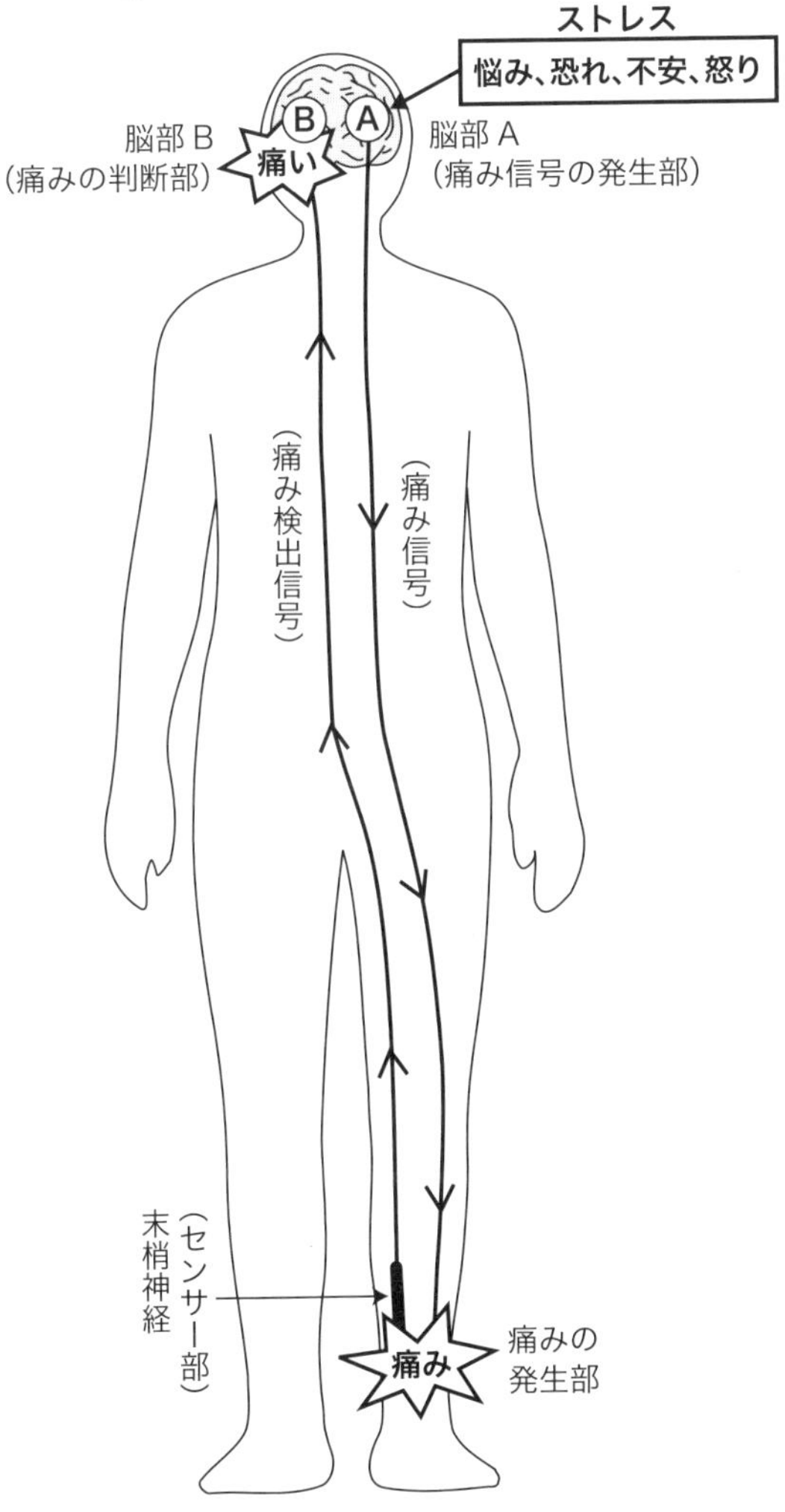
ストレス
悩み、恐れ、不安、怒り
B
A
脳部 B
(痛みの判断部)
痛い
脳部 A
(痛み信号の発生部)
(痛み検出信号)
(痛み信号)
末梢神経
(センサー部)
痛み
痛みの
発生部

から逃れたいので、ただ「痛み信号」を下肢に送り続けることに専念しているのではなかろうか。脳部Bがそれで大いに困っていることに、脳部Aは無頓着なのである。

このU形の痛みの回路では、痛みの根幹は潜在的あるいは直接的な「悩み、恐れ、不安、怒り」といったストレスだから、これらの痛みの元となる問題を取り除けば、痛みは解消すると考えられる。

とはいっても、問題がわかったところで、それを容易には解決できないのが現実というものである。簡単に日常の難問が片づくようなら、ストレスなど発生しない。現代人は日常的にさまざまな問題を抱えながら生きているのである。

その点についてサーノ博士理論では、助けを与えてくれる。

必ずしも問題を解決しなくても、そういう問題があることを「認識」するだけで、脳は痛み信号を送ることをやめるというのである。

U形の痛みの回路では、脳部Aが痛み信号を送ることをやめさえすれば、痛みはなくなるのである。

私もこの理論に基づき長谷川氏の本にあるような「訓練」をいろいろ試してみた。そして一時的に良くなったと感じることもあったのだが、それだけでは肝腎のところがきわめて難しかった。継続的な効果が得られないのである。

長谷川氏によれば、大勢の患者の症状がこの手法で改善しているという。だとすれば、どこか私のやり方に間違いがあるのか、あるいは私の場合はこのU形の痛みの回路とは少し症状が違うのかもしれないと考えた。

痛みのループ

私の腰痛と下肢痛は何年も続いた慢性症状である。

本来、人間の体はなんらかの異常事態による痛みが発生したら、コントロールタワーである脳がそれを感知し、正常に戻すために自然治癒能力を発揮させるようにできている。

ところが慢性症状があまりに長引いて常態化してしまったために、コントロールタワーが異常な状態を正常であると勘違いしてしまったのではないか。

勘違いした脳が、常態化した異常こそが正常状態であると思い込んでしまい、それを保とうとしているのではないか――と考えた。

この状態を分析してみた。

下肢の痛みの最初の引き金となるものは、サーノ博士理論のように潜在的あるいは直接的な「悩み、恐れ、不安、怒り」といったストレスであったかもしれないが、脳が「痛み」を感じて、それが継続して慢性痛症状になると、コントロールタワーがその「痛い」状態を正常と勘違いしてしまうから、痛みをなくす自然治癒の力が働かない。

そしてもっと悪いことに、この継続する痛みは、最初に痛みの引き金となった心理的ストレスなどと比べものにならないほど、大きなストレスとして脳へのしかかってくる。

だから、脳部Aはその大きなストレスから逃れたいために、さらにそれ以上に大きい痛み信号を下肢や臀部に送り続ける行為をしているのではなかろうか。

この回路の動作状態は「痛みによる痛みの発振状態」である。

このような痛みの回路は図4で示すような「環（ループ）」の形状をしている。

つまり「痛み信号」は、脳部Aからスタートして、下肢に痛みを発生させ、脳部Bへ戻り、「痛い」と感じさせ、そしてさらに脳部Aへ「痛みのストレス」という形で伝達され、「環（ループ）」の回路をぐるぐる回っている。

「痛み信号」はループ状の回路を循環することにより、どんどん増幅されていくから、痛みの強度は増すばかりになる。

この環状の構成をした痛みの回路を、私は「痛みのループ」と名づけた。

こうした発振状態となった「痛みのループ」では、最初の痛みの引き金であった潜在的なストレスを認識したり取り除いたとしても、「痛みが新たな痛みを生み出す」という悪循環がす

（図4）痛みのループ

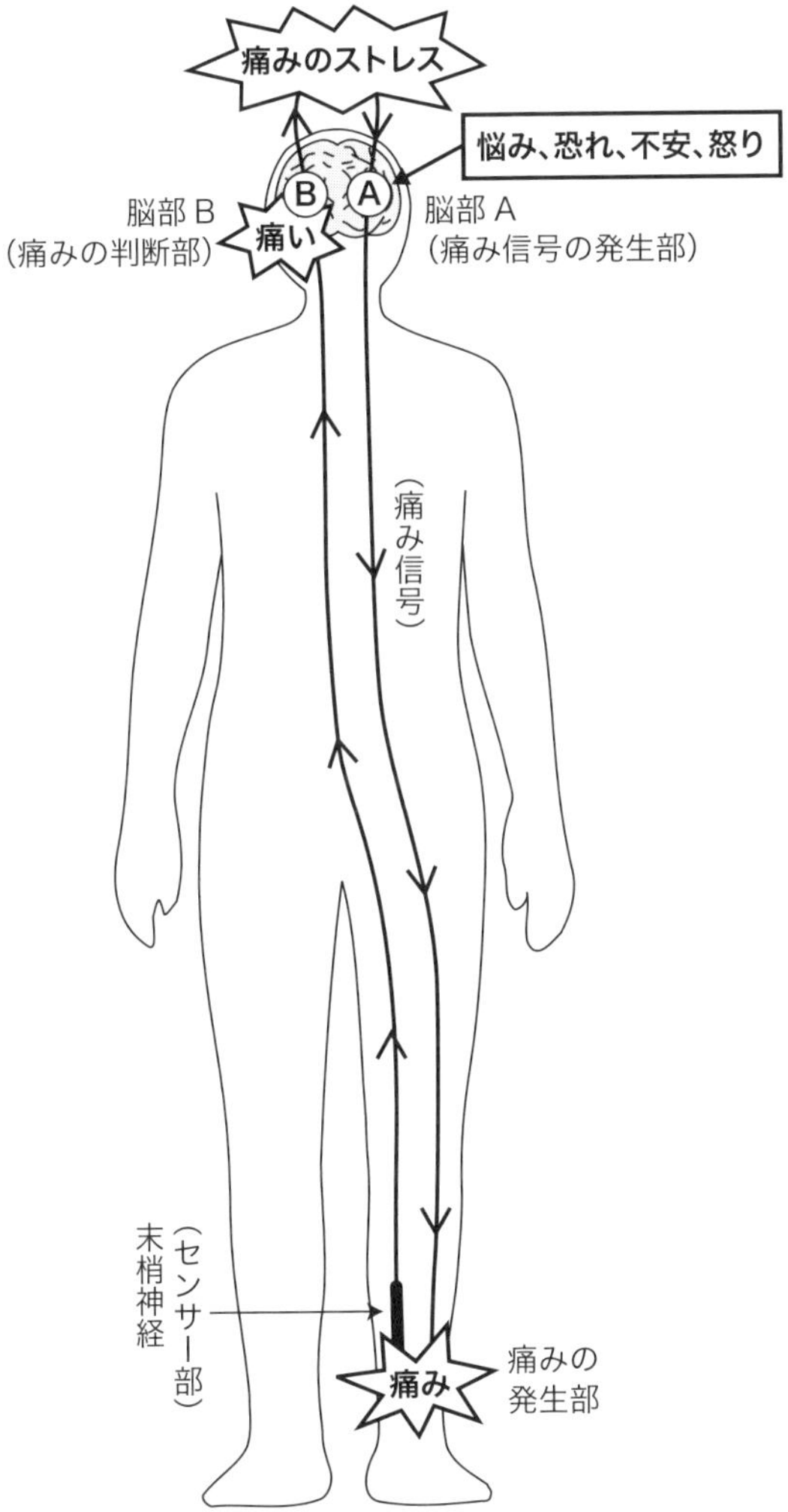
痛みのストレス
悩み、恐れ、不安、怒り
B
A
脳部 B
（痛みの判断部）
痛い
脳部 A
（痛み信号の発生部）
（痛み信号）
末梢神経
（センサー部）
痛み
痛みの
発生部

でに出来上がってしまっているので、痛み信号は送り続けられ、その痛みの強度は増していくのである。

通常、人間の痛みや嗅覚などの「感覚」というものは次第に麻痺して慣れてくることが多いが、私の場合は、左の臀部や下肢が痛み出すと、痛みは大きくなるばかりで、一睡もできない夜もあった。

脳が「痛い、痛い」と執着すればするほど脳の全勢力がここに集中して、「痛みのループ」を回る「痛み信号」の強度は増幅していくのである。

通勤途中の満員電車の中で、左下肢の「痛み」のことにしか集中していない状況というのは、まさしく最悪の発振現象である。これはもう「火に油を注ぐ」というより、火中に放り込んだダイナマイトが連鎖爆発しているような状態である。

どうやら私の何年も続いた腰痛と下肢の痛みの仕組みは、この「痛みのループ」が示すような状況にあるのではなかろうかと考えた。

【第六章】

痛みのループからの脱出

耳鳴りから学ぶ

私はこの腰痛と下肢痛が始まった頃から耳鳴りにも悩まされていた。耳鼻科で診てもらうと、「難聴性の耳鳴り」とかで、「悪くなることはあっても、回復することはなく、一生治らない」とひどいことを言われてがっかりした。

中学生の頃にアマチュア無線に夢中になり、毎晩ヘッドフォンで雑音を聞いていたのがたたって、左耳は成人した頃から高音領域がよく聞こえなかった。

特に日常生活に問題はなかったが、そのせいで耳鳴りが始まったようだ。

「難聴性の耳鳴り」について耳鼻科医は説明をしてくれなかったが、私のような技術屋が考えると次のような原理になる。

音が「よく聞こえる」ということは、「明瞭度が高い」ということである。雑音と信号（音）の比率において、雑音よりも信号（音）のほうがずっと大きいということが重要になる。

自然界には雑音があふれている。道端の石ころも「熱雑音」を発生させている。熱雑音とは、分子が温度で振動して雑音を出すものであり、絶対零度（マイナス二七三度C）では沈黙する。

人間の耳の中の音声回路も、細胞の発する熱雑音や体内で発生している各種のノイズからなるノイズフロアー（雑音の広がり）を持っているが、信号（音）との比からすれば、その雑音のレベルは非常に小さいので、普通は問題にならない。

ところが、耳の回路が劣化してきて音がよく聞こえなくなると、脳は耳の音量を上げるためにボリュームを一杯にしようとするのではなかろうか。

よく聞こえないということは、信号（音）のレベルが低下しているということであるが、雑音のほうが一定だとすると、信号と雑音の比率が悪化したということができる。

だから、耳のボリュームを一杯に上げると、普段は聞こえなかった耳の音声回路の小さな雑音が浮かび上がってくる。肝腎の音は相変わらずよく聞こえないが、内部の雑音だけが聞こえてしまうのであろう。こうなると、壊れたラジオなのである。

これも人間の脳が体を無意識に制御する面白さといえる。いや、面白いなどといっていられない。耳鳴りは気になって気になって仕方がないのである。

耳鳴りが始まったのは夏で、左耳の奥で常に蟬が「ミーンミーン、ジーンジーン」と鳴いている。夏が終わっても、蟬さんは私の耳から離れず定住するようになった。

耳鼻科医はこんなことを言った。

「耳鳴りなんて、加齢により、皆さん、始まるものなんです。気にしないことです。気にしなければ、耳鳴りは聞こえません」

「え、他人事だと思って無責任な……そんなことといったって、現に耳の中に蝉が一匹いるんですよ」

と反発したものの、なるほど人と話していたり、夢中で何かやっているときには耳鳴りをまったく感じない。「耳鳴りはどうなったかな?」と思い出してみると、また季節外れの蝉が鳴き始めるのである。

この「耳鳴り現象」から二つのことが学習できる。

一つは、脳が「こうするときっと良くなるだろう」「ああすればつらいことが改善されるだろう」などと、勝手に体の機能を「調整」しているのではないか――ということである。でも、その調整の結果が、本当に良かったのか悪かったのかを、脳は「確認」しない。その行為はまったくの単純行為で、「やりっぱなし」なのである。

つまり脳は、音が聞きとりにくいから耳のボリュームを一杯にするなどの「調整」をする。しかし結果的には、音は相変わらず聞こえないのに、雑音だけが浮かび上がって耳鳴りを招き、かえって悪い結果になってしまっているのである。

この脳の「調整」が、私の下肢に痛みを発生させる同じ現象ではないだろうかと考えた。つまり心のストレスから逃れたいために、脳が下肢に痛みを送り続け、悩みの解決を図ろうと単純行為をしたが、この痛みがとても悪い結果を招いているのである。

耳のボリュームを上げる作業をした脳は、図４（１２７ページ）の「脳部Ａ」であり、耳鳴りがうるさいと嘆いている脳が「脳部Ｂ」ではないだろうか。

二つ目は、耳鳴りをうるさいと判定する「脳部Ｂ」は、いくつかの「仕事」を持ってはいるが、基本的には、そのうちの一つのことにしか集中できないのではないか――ということである。

人と議論をしていたり何かに夢中になっているときは、耳鳴りはまったく聞こえないということから推論すれば、「脳部Ｂ」が優先順位の高い他の「仕事」で忙しいときには、耳鳴りの判定などやっていられないのではなかろうか。

脳という人間のコンピュータは優秀ではあるが、案外に同時多重処理の性能がよろしくない。同時多重処理とは、パソコンなどのＣＰＵ（中央処理装置）が同時にいくつもの仕事をきっちりこなすことをいう。

聖徳太子は同時に五人の部下の話を聞いたそうだが、普通の人間の脳というものは同時に違うことをいくつも考えたり実行したりすることは、なかなか難しいのである。

人間の脳のなかでも、小脳、間脳、中脳、延髄といった部分は自律神経系を駆使して、無意識に体全体の緻密な管理と制御の同時処理をしているので、その限りでは同時多重処理能力が高いといえる。しかし積極的に記憶したり、思考したり、悩んだりする面では、いくつもの仕事を同時にこなすことは不得手なのだ。

こういったことから、痛みの判断部である「脳部B」は、他の優先順位の高い「仕事」で忙しいときは「痛みの判断作業」などはおろそかになると考えられる。

逆説的に考えれば、「脳部B」に積極的に優先順位の高い作業を与えれば、「痛みの判断作業」をやめさせられる――という大胆な仮説も成り立つのではなかろうか。

私が出会った疼痛に苦しむ人の中で、耳鳴りに悩んでいる人が多かったのはとても興味深い。慢性の疼痛症と耳鳴りは、その原因について共通点があるからなのではなかろうか。

痛みのループを断ち切るには

今日に至るまで何軒も整形外科を訪ね、数多くの代替治療院にも行き、自分でもいろいろ実践してみた。少し効果があったものや、まったくなかったものがあった。

過去の治療の結果を痛みのループに照らし合わせて検証して、これからの治療戦略の糸口を摑んでいくことにした。ポイントは、悪循環の発振現象を起こしている痛みのループである。

回路を構成するどこかの部分の機能をストップさせれば、全体動作が停止すると思われる。

①心と脳のトレーニング

まず、心のトレーニングについては、「悩み、恐れ、不安、怒り」といった潜在的で日常的なストレスから逃げたり無視したりしないで、積極的にそれを認識して、むしろ心の中に取り込んでしまうことである。それらのストレスを心に対して「嫌な感情」ではなく、あるがままの自然な気持ちとして受け入れることである。

また、下肢の痛みは、確かにその部分が痛いのではあるが、第五章で説明したように、「痛い」と認識しているのは脳である。だから、脳のトレーニングとしては、長谷川淳史氏からも教わったように、痛みへの執着を捨てること、痛みを無視することが重要である。

ストレスをあるがままに受け入れて、痛みを徹底的に無視する心と脳のトレーニングをしてみると、通勤時の電車の中などの痛みが抑えられる効果があった。

②痛みのループの「配線」を攻める

痛みのループの各部品を接続しているのは、「配線」である神経である。では、それへの攻撃も効果はあるはずだ。腰椎付近にある神経根も配線の一部であると考えれば、神経根を攻撃して配線を「断ち切る」という手段も有効だといえる。私の場合は神経根ブロック注射が効かなかったことから、神経根が配線の一部ではなかったか、あるいは他にも痛み信号をバイパスする配線があったのかもしれない。

③痛みの発生源を攻める

筋肉に痛みをおこす「痛みの発生源」は、はっきりいって特定が難しい。原理的に考えれば、「痛みの発生源」を根絶やしにすることがもっとも効果的にちがいないが、私がトライした治療のなかでは成功を収めることはできなかった。

血流の酸素不足が痛みを発生させる原因であるという説はあちこちにある。筋肉が酸欠になると、「痛み物質」が発生するというのだ。高圧酸素の二週間の入院治療もこの説をベースにした「痛みの発生源」の治療であったが、残念なことに私にはこれもあまり効果がなかった。

やはり痛み信号は、脳から無意識のうちに強制的に下肢の筋肉に送られてくるのであり、痛みの現場で直接的に発生しているのではない——そう考えれば、高圧酸素治療が効かなかった説明がつく。

④センサー部を攻める

「センサー部」である末梢神経系を押さえ込むことも、痛みのループを切断することに有効であると考える。鍼灸といった治療も圧痛点を直接攻撃する手段と考えられるが、あまり効果が持続しないところが弱点だったのかもしれない。

⑤プールの水中歩行とストレッチ

基本的には「痛みの発生部」である筋肉へのマッサージ効果があるのだろうが、これらはやると「気持ちがいい」のであり、その感覚が脳をリラックスさせたのではないだろうか。そういった意味では①の心のトレーニングに近い役割をしたと考える。

⑥血流促進剤

私の場合、血流促進剤の点滴や錠剤の服用、そして飲酒が下肢の痛みを増進させたことは前述した。血流促進剤とは末梢血管の血流を増やして、循環を促し、「冷え」を防いだりする目的だが、同時に末梢神経系も活性化する。

よくよく考えてみれば、痛みのループの中で「痛み信号」が血流や神経系という「配線」を通じて送り続けられているときに、血流促進剤を服用して、配線である静脈血流や神経系の感度を上げげて活性化することは、痛み信号の循環速度と強度を倍加させ、発振現象を促進しているだけである。むしろ回路を遮断しなくてはならないのだ。

⑦鎮痛剤

こういう悪循環による痛みにのた打ち回っているときには、鎮痛剤はまったく効かなかったことも前述した。これもよく考えてみれば、悪循環の痛みのループは脳によって制御されているのだから、投薬などでこの痛みのループの強度を弱めるような手段に出ても、脳は痛みのループの強度を保とうと制御するし、さらにそのループの強度を上げようと頑張る結果を招いているのではなかろうか。だから、私の場合はボルタレンなどの強力な鎮痛剤を服用すると、効かないばかりではなく、かえって痛みが倍加したことも思い出される。

こういったことから、私が鎮痛剤や血流促進剤を使ったとき、そして飲酒をしたときに痛みが増幅した現象は、痛みの回路がループを構成していて、それが脳のコントロールの支配下によるものであるということの裏づけになるのではなかろうか。

脳の勘違い

腰痛でもはたまた他の疼痛症でも、慢性化してしまうとなかなか手ごわくなるらしい。

それは脳が勘違い、思い込みをしてしまっているからであろうと考える。脳は最初、いろいろなストレスから気をそらそうと筋肉に痛みを発生させたが、この痛みが今度はさらに大きなストレスの原因になってしまっている。

このことに脳が気がついていないことが大問題なのである。この状態を「正常な状態」だと思い込んでいるところが完全に脳の「勘違い」であるといえる。

物理的な構造損傷や怪我であれば、それを取り除いたり修理したりして治療すれば症状は消えるのであろうが、人体のすべての五感をつかさどる脳が勘違いしてしまっていては、末端の体の部分をいくら修理治療してもどうにもならないのである。

これが慢性痛の怖いところである。

片方の腕を事故で失って、傷口は癒えたが、あるはずのない腕の痛みに苦しんだ人の話があった。脳が、失われた腕をまだあるものと勘違いしていて、それを動かそうとすることから痛みが生ずるのだという。

これは「幻肢」といわれているが、こうした脳の記憶を消し去るために「ミラー療法」というのがある。カリフォルニア大学サンディエゴ校神経科学研究所所長のラマチャンドラン博士が開発した治療法で、鏡仕掛けの箱の中に健全なほうの腕を映し込み、あたかも両腕があるように見せる。残された腕を動かすと、鏡に映されたもう一方の腕（幻肢）も同じように正常に動く、と脳に錯覚させるのである。こうした訓練を続けているだけで、幻肢の痛みはなくなるというのだ。

また同様に、脳梗塞で左半身が麻痺した人のリハビリの話がある。体の中央部に鏡をおいて、動くほうの右側の半身を写し、右腕や右足を動かしてみると、自分からはあたかも左半身が活き活きと動いているように見える。この訓練によって麻痺した左半身が動き出すようになるという。

経済人類学者の栗本慎一郎氏も脳梗塞の後遺症で左半身が麻痺したが、この方法によるリハビリで、短期間で驚異的に回復、完全復帰したという。

これらの事実からしても、痛みや麻痺の現場はその部分にあるのではなく、コントロールタワーである脳にあることがわかる。

私の腰痛や坐骨神経痛といった疼痛症も、長年、脳が自分で痛みを下肢に送り続けて、痛い痛いと言わせ、その痛さから逃れたいために、さらに延々と痛みを送るという勘違いの作業を繰り広げているのであって、「本当はどこも痛くないのだ、もう痛みを送り続ける必要性もないのだ」と脳に言い聞かせる必要があるのだと考えた。

痛みのループを断ち切るには、私の脳の大いなる「勘違い」を正さなければならないのだ。

痛みの第一現場と第二現場

インターネットの腰痛に関するサイトで、石川県小松市にある加茂整形外科医院の加茂淳先生のホームページを開いてみると、加茂先生は整形外科医でありながら、近年、心療内科もおやりになり、痛みの治療をいろいろな角度から研究されていることが見てとれた。

先生のホームページ（http://www.tvk.ne.jp/~junkamo/）には、

「筋骨格系の痛みは、悪性腫瘍、感染症、骨折などの明らかな外傷の早期、帯状疱疹後の神経痛、幻視痛、ＲＳＤ（反射性交感神経性萎縮症）など特殊なものを除いて、そのほとんどが心身症です。筋骨格系の痛みを診る医師は、心身医学を理解していなければなりません」

とある。このサイトで驚かされたのは、掲示板への書き込みが非常に多いことである。通常この手の掲示板は常連さんが何人かで書き込んでいたりするものだが、ここの掲示板には全国からの腰痛や痛みに苦しむ大勢の患者さんたちが、懇願やらお礼やらを、連日、次から次へと書き込んでいるのだ。まるで、疼痛患者の駆け込み寺のようなサイトである。しかも加茂先生は、それらのすべてに毎日丁寧に返事を出されている。病院の診療が終わった深夜に書かれているのだろう。熱意あるその対応ぶりには本当に敬服する。

加茂先生のホームページを読んでいて、私は「これだ！」という確かな実感を感じ取った。専門的説明も多いが、論理立っている。

先生のホームページでは、「東京大学医学部附属病院麻酔科・痛みセンター教授の花岡一雄氏」の図を引用しながら、

「痛みやしびれは第一現場（筋など）と第二現場（脳）との情報のやり取りなのです。急性疼痛の場合は第一現場への介入で治ってしまうことが多いのですが、情報のやり取りが続いて慢性疼痛になると（約六ヵ月）、脳などに情報の記憶（可塑的変化）が起こり、第一現場だけの介入ではおさまらなくなることもあります。第二現場（脳）への介入が必要となってきます」

と明快に説明されており、素人の私がイメージしていた回路構成そのものが図解で示されていた。

やはり、慢性になるとなかなか手ごわいのである。

「ヘルニアと診断されたらもう安心です！」という見出しは、なんとも腰痛患者を安心させる一言である。私なんか、そのヘルニアでさえないのだが……。

加茂先生のサイトからさらに引用すれば、次のような内容が書いてある。

「過去六十年間の筋骨格系の痛みの治療戦略は損傷モデルに基づくものでした。損傷モデルとは、椎間板や関節軟骨の変性、椎間板の突出、分離症、辷り症、脊柱管の狭窄など構造破綻の

ことです。しかし、損傷モデルで生理学的に痛みを説明することはできず、また健常者にもしばしばそのような構造上の変化が見られることが分かってきました。損傷モデルの究極の治療は外科的手術により構造を修復するということですが、その治療成績は必ずしも満足のいくものではありませんし、経済的負担も大きなものになります。

損傷モデルでは弊害があることも分かってきました。それは不安やあきらめの気持ちを与えたり安静保持や動作恐怖を植えつけることになります。これらは痛みの慢性化の要因と考えられるようになりました。このようなことから、欧米では治療戦略の見直しが行われるようになり、新しく登場したのは生物・心理・社会的モデル（Bio-psycho-social model）です」

要するに、従来のＸ線やＭＲＩのような画像診断により、「構造異常が痛みの原因である」といった診断は、患者に不安を与えて、慢性化を促進する――ということが読み取れる。

思い起こせば、昨年の秋口から始まった激痛では、一度決別していた整形外科へ再び飛び込み、なにがなんでも構造異常を手術して治そうと私自身が決意していた。

会った医師は口をそろえて「構造異常はないし、手術もしない」と言っていたにもかかわらず、私はやはり何か原因は物理的にあるはずだとかたくなに思い続け、「早急に手当てをしないとたいへんなことになる」と焦燥感をつのらせていた。これはまったく脳の思う壺であり、不安と焦燥感は、自分の意思とは逆に、どんどん痛みを増幅していただけのことだったのではないだろうか。

いったん少し回復してきたときのことを思い起こしてみよう。

整形外科の治療や代替治療院への通院をやめて、自力での前向きなリハビリトレーニングをしていた自分は一体どこへ行ってしまったのだろう。私の中で治療の戦略に、迷いとためらいが生じていたのである。

このホームページに出会えたことにより、ようやく「痛みの構造」に確信を持ててきたし、「治療の戦略」も見え始めてきたのである。

続けて加茂先生の解説を引用してみよう。

「急性痛に対しては、局所麻酔によるブロックや消炎鎮痛剤で対処可能ですが、慢性痛に移行してしまうとこれらの方法では対処困難となります。慢性痛に対して、未だ確立した治療法はありませんが、認知行動療法（Cognitive behavior therapy）はなくてはならない方法です。痛みの本態は筋・筋膜性疼痛症候群（Myofascial pain syndrome）と思われます」

ここで慢性痛の解説が出てきたが、「認知行動療法」とはサーノ博士が提唱する「どんどん良くなっている」をイメージするトレーニングと同じである。

すなわち、過去の痛みに対する考え方の誤りを認知した上で、「痛みのためにもう何もできない」という考えから、「痛くてもこんなにできる。こんなこともできる」という、積極的な気持ちに切り替えて行動していくことである。

脳をリセットする

痛みの仕組みはだんだん見えてきた。痛みのループを断ち切るためには、自分の脳と闘い、脳の勘違いを正さなければならない、ということも理論的に十分理解はできてきた。

そしてその痛みを捨てる訓練や認知行動療法も効果が期待できることがわかってきた。

でも、そうはいっても激痛でのた打ち回って、十メートルと歩行できないときに、認知行動療法のテクニックで「痛いはずがない、確実に良くなっている、こんなに歩ける」と自身の脳に言い聞かせても、長年の慢性症状で勘違いしている私の脳は簡単には言うことを聞いてくれなかった。

これは、ガードが固い頑固な勘違いの脳と「素手」で戦っているようなものである。やはり戦いには「武器」が必要なのである。

加茂先生の治療方針は、第一現場の圧痛点への局部麻酔である「トリガーポイントブロック注射」を適用し、第二現場である脳に対しては、積極的に抗うつ剤や抗不安剤の投薬をするというもののようだ。これらは痛みのループを断ち切るための強力な武器であり、「痛みのループ」にある二つの現場を押さえてしまうということである。

トリガーポイントブロック注射というのは、痛みの部位に局部麻酔注射を打ち込み、痛みのセンサー部を麻痺させて、直接的に痛みを取り除く治療である。

これも所詮は麻酔注射であるから、麻酔が効いている間しか痛みのループを切ることはできないのだが、一時でも痛みのループが切れると、脳は痛みを感じなくなって暇になり、他の作業を始めて、痛み判断作業がお留守になるのではなかろうか。

耳鳴り現象から学習して仮説を立てたように、局部麻酔注射により痛みの判断部の注意を故意にそらすことができれば、痛みの判断部は別の作業に忙しくなり、麻酔が切れた後も痛みの判断作業に戻れないのかもしれないのである。

ブロック注射を一発打っただけで完治してしまう患者もいるとのことだが、では「なぜ、麻酔が切れても継続的に痛みが発生しないのか？」と、今まで出会った多くの医者に質問してみたが、答えはあまり明確ではなかった。

加茂先生は「脳をリセットする」という表現を使っている。

痛みのループで、「痛みの判断部」である脳部Bと「痛み信号の発生部」である脳部Aがくっついて悪循環ループを作ってしまっているのが問題なのだから、ここを切り離さなければならない。

トリガーポイントブロック注射も他のブロック注射も、この痛みのループを断ち切るための最初の引き金なのである。

トリガーポイントブロック注射という武器で、「痛みのセンサー部＝末梢神経系」の第一現場を攻撃して、とりあえず痛み信号を遮断する。

さらに第二現場である脳には、気持ちが落ち着く薬を投与する。そしてその上で認知行動療法のような脳の訓練をして、脳をリセットし、システマティックに痛みのループを攻めていく。この治療方法は非常に論理的であり、私がぼんやりイメージしていた治療戦略を具体化してくれたのである。

治療の戦略は見えてきた。

武器があることもわかった。

あとは作戦の実行あるのみである。

【第七章】

戦闘開始

ペインクリニック

加茂先生に直接診ていただいてアドバイスを受けたかったが、加茂整形外科医院のある小松市は遠すぎて通院するのは不可能であり、東京都内でそういったトリガーポイントブロック注射をしてくれるところがないかと、またまたインターネットで検索した。

トリガーポイントブロック注射をしてくれるのは、加茂整形外科のような「ペインクリニック」である。

ペインクリニックの歴史は三十年以上もあり、特に目新しい科目ではないが、どこの病院にもある専門科ではない。以前から気にはなっていたのだが、この六年間、ペインクリニック科には行ったことがなかった。

いろいろ調査した結果、東京都内ではNTT東日本関東病院（旧関東逓信病院）のペインクリニック科が草分け的存在で、かつ先進的な治療で有名なことがわかったので、受身ではなく、積極的な攻めの治療として行ってみようと決めた。

予約のためにNTT東日本関東病院に電話をしてみる。

この病院のペインクリニック科のホームページ（http://www.ntt-east.co.jp/kmc/）から判断して、

ペインクリニック科部長の大瀬戸清茂先生に診ていただけないかと聞くと、初診の場合は、部長先生は八月まで予約で一杯とのこと。どこかの病院と同じ回答で「医者もたいへんだなあ」とため息が出たが、この回答も経験上、想定内だったので、「とにかく来週でも診てくれる先生にお願いします」と言って、五月三十日の予約が取れた。

係の女性は、「他院からの医師の紹介状がない場合は、初診料金が五千円かかります」としきりに説明する。紹介状がない場合の初診費用は、一般的に二千円から二千五百円のところが多いので、五千円は確かに高い。

今までにかかったどこの先生でも紹介状は書いてくれると思ったが、そのためにわざわざ会社を抜けて行くのも難儀だし、五千円は覚悟して紹介状なしで受診することにした。

女医先生

ＮＴＴ東日本関東病院には五月三十日九時の予約だったので八時半に行ったところ、平日であるにもかかわらず、ペインクリニック科の受付前の待合室はざっと六十人以上の患者で埋め尽くされており、Ｔの字に曲がった治療室前の廊下にも四十人ほどの患者が座っていた。全員がペインクリニック科の患者だ。国際医療福祉大学三田病院の整形外科の比ではない。病院で待つのには慣れっこになり、なんとも思わなくはなったが、ここはちょっと異常である。

　初診受付を済ませて診察カードをもらい、待つこと五十分、「検査室に入ってください」と放送で呼ばれる。診察室は八つほどもあって、検査室は廊下の突き当たりの一番奥にあった。初診なので検査室なのだろうと思っていた。

　引き戸を開けて中に入る。細長くパーティションで区切られた部屋の壁際には診察ベッドが一つと、小さいプラスチックの引き出しがたくさん付いたラック、その反対側に机があって、パソコンに向かって白衣の女性が座っていた。

　最初、看護師さんかと思ったが、どうやら女医さんのようだ。

　たいへん失礼ながら、「どの先生でもいいとは言ったが、女医さんかよ……」と思わず心の中で思った。ずいぶん後にではあるが、その宝亀彩子（ほうきさいこ）先生に、初対面のときに思ったことを打ち明けて謝った。先生は「皆さん、そんなものですよ」と言って笑っておられた。

　ペインクリニック科の医師は麻酔科の医師であり、どちらかというとメスで執刀する外科医に比べれば手術の現場では脇役なのであろうが、ここペインクリニック科では主役である。

　宝亀先生は外来担当医で、ここでは週二回診ているとのこと。

　驚いたことに宮崎にご実家の病院があり、週後半はそちらで診療をやっているそうだ。毎週日曜日には、宮崎から飛行機に乗って上京し、水曜日にまた宮崎に戻るというハードスケジュールをこなすフライングドクターである。

だからここでは診察室を持っておらず、仮の部屋として検査室を使っていたようだ。

「なぜそこまでしてこの病院に来るのか」と聞くと、「ここでしか得られない技術とチーム、そして患者がいるから」と想像したとおりの答えが返ってきた。

私はパソコンで作った病歴書を出し、これまでの経緯を先生に説明する。

壁際のプラスチックの引き出しには、痛みの治療の各種のモデルケース説明書と、患者の同意書が入っていて、先生はいろいろ説明してくれる。

私もこと腰痛や坐骨神経痛に関しては結構かじっているので、自分自身で勉強したことや経験したことを踏まえて、根掘り葉掘り質問して、先生とキャッチボールする。インフォームドコンセントというよりディスカッションに近い。

ディスカッション

神経根ブロック注射は六回やって効かなかったことを話すと、X線下での神経根ブロック注射は毎週やるとリスクが高いので、ここでは一ヵ月間隔とのこと。病院によってずいぶん違うものだと思う。鎮痛剤は効かないといったら、慢性化してくると鎮痛剤は効かなくなる場合が多いのだという。やはり、私の現象は特別ではないようだ。

「脳が痛みの悪循環ループを制御しているときには、鎮痛剤は効かないのではないか」という私の仮説は案外当たっているのかもしれないと思った。

三十分も話をしたら、大体私の状況は見透かされてしまったようで、心療内科には通っているのか、と核心を突かれてしまった。

通っていないと答える。

抗うつ剤や抗不安剤を服用したことはあるかと聞かれる。

ない、と答える。

内面からの痛みを抱える患者には抗うつ剤や抗不安剤が効くという情報は加茂先生のホームページでも確認していたから違和感はない。抗不安剤だけで疼痛症が治ったケースもあるとも聞く。眠くなる以外特に副作用はないようなので、処方してもらうことにした。

鎮痛剤は脳に対して「痛みを取れ、痛みを取れ！」と攻撃的に作用するのであろうが、勘違いで頑固一徹の脳は「そんな薬に負けるもんか！」と対抗意識を燃やしてくるのであろう。

一方、抗うつ剤や抗不安薬といった薬は脳に対して、「落ち着いて、何も心配はないんだ……」と呼びかける薬なのであろうか。だから、こういった薬のみで慢性の勘違い暴走族の脳がリセットされる場合があるのだろう。

なんだか子供の頃に聞かされた、旅人のコートを脱がせようとする「北風と太陽」の童話を思い出してしまった。

私の素人考えの理論を展開して、一番痛い左臀部へのトリガーポイントブロック注射をやってくれないかと要望したが、あまりいい顔をしない。

「臀部のトリガーポイントは所詮L５の神経根のすぐそばなので、L５を直接攻めるほうがいいのでは？」とのご意見である。

また、この病院でやっている「高周波熱凝固治療」にとても興味があったので、私の症状にも適応するのかと尋ねてみると、腰部でも適応するとのこと。ただし、あまり強くやると下肢に麻痺が生じたりするので、三叉神経痛などには八十〜九十度Cでやるのに対して四十度Cでやるという。

「四十度Cって、インフルエンザで高熱を出せば到達する温度だし、低すぎやしないのかなあ？」と思う。まあ、素人がつべこべ言っても始まらない。

高周波熱凝固治療とはX線透視下で神経根に針を入れ、その針に高周波電流を流して部分的に患部を熱し、一部を壊死させて麻痺状態にする治療である。組織は一年か一年半で元に戻るが、その間は痛みが低減されるというのが原理であり、麻酔注射であるブロック注射の効果に比べれば理科系の私にとっては（原理的に）わかりやすい治療法だ。

その高周波熱凝固治療は今日できるかもしれないということで、先生は放射線科と調整してくれたが、本日は無理と判明、来週六月六日午前十一時の予約となった。

一番痛い部分は左の上臀部と脛外側で、痛みだすと大声で叫びたくなるほど厳しい状況なので局部麻酔を試してくれないかと、また要求してみた。すると宝亀先生はじっと考えていたが、やがて「じゃあ、上臀部のトリガーポイントブロック注射と硬膜外ブロック注射をしてみましょう」という。

「硬膜外ブロックは青梅の病院でさんざんやってまるで効かなかったんですよ」

「どこからどんなふうに注射したの？」

「うつ伏せになって、お尻の尾骶骨あたりから注射しました」

「それは仙骨硬膜外ブロックといって仙骨部から硬膜外に薬を入れるので、L5のポイントまでは遠いから効果が出なかったんじゃないかしら。仙骨から入れるのは簡単でリスクもないのでどこの整形外科でもやるんだけれども、あんまり効果が期待できないんですよ。今日はL5の神経根の付近から脊椎を滑らせて針を入れて、L5の患部に近い部位に薬を入れます」

なんだかずいぶんとテクニカルなことのように聞こえるが、さすがにペインクリニックだ。

痛くて大がかりな神経根ブロックより、直接部位への腰部硬膜外ブロックが効く場合も多いと先生はおっしゃるので期待する。

野戦病院

腰部X線撮影、血液検査、尿検査と院内を回って、またペインクリニック科に戻ってきた。すでに昼を回っていたが、昼飯も食べずに延々待合室で待っていると、やがて放送で「外来治療室に入ってください」と呼ばれる。

外来治療室は各診察室の後方に位置していて、大きな部屋にベッドが所狭しと並んでいる。各ベッドはカーテンで仕切ってあり、その数約三十床。六名ほどの先生が走り回って、ベッドの患者に次々とブロック注射を打っている。腰や首や、見ているとさまざまだ。先生について回る看護師さんが引く台車後方に備えられたポリバケツには、使用済みの注射器が次々と放り込まれ、プラスチックの注射器がてんこ盛りになっている。

なんとも野戦病院みたいな壮絶な光景である。

その野戦病院の指定されたベッドに腰かけて周りの〝惨状〟に耳をそばだてていると、ややあって宝亀先生が登場。まず、上臀部へのトリガーポイントブロック注射をする。

「どこが痛いですか？」

「うん、もうちょっと右、うん、そこそこ」

二人で圧痛点を確認して、極細の注射針で麻酔剤を打つ。カルボカイン麻酔薬を五CC注入する筋肉注射である。痛くもなんともなく終了。

次に横向きになって、背を丸めるように指示される。腰部硬膜外ブロック注射を打つようだ。先生はL5付近の背骨を指で何度か探って位置を確認しているようだったが、「ちょっとチクッとしますよ」と声がかかった。局部麻酔注射を最初にしたようだ。

次に本番の注射針がずぶずぶと入っていく。先に麻酔をしているのであまり痛みはないが、ぐいぐいと押されるような感じがする。神経根ブロック注射のときと同じだ。ややあって薬を入れる。左下肢に少しぐっと押されるような感じがして、薬が入ってきた感触があった。この注射、神経根ブロックと違って、激痛が来ないのがいい。

血圧を自動監視しながら痛いほうの足を下にし、横を向いて十五分安静、その後二時間ばかりベッドで横になっていた。

今朝は早朝三時起きして青梅を車で出た。中央高速、第三京浜を走り、横浜の仲間と五時に合流、新横浜駅近くの読売グラウンド付近でラジコン飛行機の空中戦をやってからここに来たので眠い。麻酔が効いていて、左足も臀部もどこもまったく痛くない。ほんと普通はこうでなくちゃならんのだと思うと情けないが、それでもとにかく気持ちがいい。夜でも痛くて眠りにつくのに難渋しているというのに、あっという間に眠りに落ちた。

耳元で何度か名前を呼ばれてふっと目覚める。宝亀先生が優しい顔で覗き込んでいる。

「どうですか？」

「うーん、左足はまだ全体がしびれていますね。お尻はまったく痛みがない。このまま持続すればいいんだけどねえ……」

「そうですか。また来週来てください。かなり慢性化していますから焦らずじっくり治療していきましょう」

どこでも聞いた台詞であるが、美人軍医殿に言われると心地よい。

二時間たっても左足に力が入らない。結局三時間近くベッドで休む。

地元でやった硬膜外ブロックのときには十五分ぐらい休んですぐ歩けたが、病院を出るときにはもう痛みがぶり返していたから、今日やったのはやはり内容が違うと実感する。

処方してもらった薬は二種類で、痛み止めではなく、抗うつ剤の一種である。

虹に向かって立つ

やっと四時すぎに病院の駐車場から、駐車料金千七百円を払って車を出す。

今日は八時に病院の駐車場に車を入れてから八時間半も病院にいて、飲まず食わずの一日であった。

途中、あまりに腹が減ったので、中央高速の八王子ＩＣ手前の石川パーキングで蕎麦をかき込んでいると、空が暗くなって雨がぽつぽつ落ち始めた。八王子ＩＣを降りると土砂降りの雨。日没にはまだ時間があったので、帰り道の運動公園でまた飛行機を飛ばそうともくろんでいたが、結構雨足が強い。でも運動場に着くと陽が差してきて、目の前には広大な虹がかかっていた。

もう六時を回っているので、二時に打った注射の麻酔も切れかかる時間のはずだが、左足の神経痛もなんだかいい感じがする。左上臀部の痛みもまったくない。

雨上がりのグラウンドの芝生は、短く刈り取られたばかりで、実にきれいだ。正面の森から奥のグラウンドまで七色のブリッジがかかっていて、思わず見とれる。

この場所は付近に人家もなく、散歩をする人もいないし、五時を過ぎると駐車場が閉鎖されて野球をやる人はクモの子を散らしたように帰っていくので、広大に広がるこの空間を独り占めできる。

ロータ径七十センチの小型模型電動ヘリコプターを芝生広場の真ん中に置く。メインロータの回転が徐々に上がっていくと、心地よいロータ音が滑らかに響いた。振動もなく、ふわーっと、西日が沈む運動場を浮き上がっていく。

地上二メートルでホバリングさせ、前後左右に回転させてみて安定度を確認するが、非常に調子がいい。

模型ヘリコプターは操縦が難しく、整備調整がきちんとなされていないと、思うように言うことを聞いてくれない。固定翼の飛行機に比べるとデリケートであり、操縦に全神経を集中させないといけない。

機首をグッと下げるとスーッと前進して行き、スロットルを上げると高く舞い上がって行く。ラダー舵を打って大きく右旋回、エルロン舵を打って真っ赤な夕日のまん前をバンクさせながら高速で飛行させ、さらに旋回させてから滑らせて手前に持ってくる。

気分がいいと、模型飛行機の操縦もなんだか上手くなった気がする。

いつもは一分と立っているのがつらいので、しゃがみ込んで操縦している情けなさであったが、今日はすでに五分以上も立ったまま飛ばしている自分に気がつく。この足が完治して、何でも楽しくできる日は近いことを信じよう。

【第八章】

完治！

治療の最終戦略

宝亀先生のトリガーポイントブロック注射を受けた五月三十日の夜から、当初の戦略どおり「脳をリセットする訓練」に励んだ。

まず「痛みを無視する訓練」——。

①「私は腰部に構造異常はまったくない。左足が痛む理由も原因もない」と脳に呪文のように言い聞かせ続ける。

②歩いていて痛みがきてもそれに執着せず「無視」して楽しいことに頭を集中させる。

次に「良くなったイメージを持つ訓練」——。

①就寝前やふっと一息ついたときに、八方尾根を望む美しい渓流に立っている自分を想像し、楽しいフライフィッシングをしながら、渓流をずんずん歩いている姿をイメージする。

②通勤途中では、家族が待っている楽しい高台の家へと坂道を汗を拭き拭き早足で登っている光景を思い浮かべる。

これは前述した脳を騙す「ミラー療法」の訓練とまったく同じである。ここのところやってきた自分の脳との闘いではあるが、今回はトリガーポイントブロック注射という新たな武器で痛みのループを一時遮断しているので、訓練の成果はさらに反映されるはずなのである。就寝前のストレッチは続けていた。また、宝亀先生に処方していただいた薬も新たなる武器であった。「うつ病の薬」と聞くと少し抵抗があったが、加茂整形外科医院の加茂先生も積極的に患者さんに出されているようだし、勘違いした脳をリセットするには効果があるようだ。

特に就寝前に飲む「デパス」という抗不安薬は白い小さな錠剤だが、これを飲むと何も考えることなく眠れた。

次回の宝亀先生の治療予約までの一週間は、朝晩、そして通勤途中にも自分の脳との闘いを繰り広げた。

なんとなくではあったが、この作戦には自信があった。

そして結果はついてきた。

治療の火曜日から五日を過ぎても以前のような痛みの海で苦しみ、のた打ち回ることがなくなった。特に一番痛かった上臀部の痛みの軽減には自分自身で驚いた。

二回目の六月六日、宝亀先生と面談する。

一週間経ったが、お尻の痛みは軽減し、それが継続していることを報告する。

先週の治療と訓練の効果が出た、としかいいようがない。

いろいろ話をした結果、今日予定していた高周波熱凝固治療は中止することにした。高周波熱凝固治療も神経根を麻痺させる手法であり、国際医療福祉大学三田病院で六回連続で神経根ブロック注射をしてまったく効果が出なかったのであれば、これも同様である可能性があるし、後遺症が残るリスクもあるという。

とにかく先週の治療が効いたのであれば、続けてみようと意見は一致した。

私からさらにリクエストして、左足の脛外側のトリガーポイントブロック注射もお願いした。

ＮＴＴ東日本関東病院には、それから毎週火曜日に通院した。

早朝三時に自宅を車で出て、五時には新横浜着。横浜のモンゴル飛行隊長らとラジコン模型飛行機を二時間楽しんでから七時に解散。五反田の病院には七時半に着く。

病院の受付は八時半からだが、自動受付機が備えてあり、七時半にはすでに十名以上の患者が待合室のソファーに座っているのが常である。

診療開始は九時。基本的に予約制だが、結局は先着順のような感じである。この自動受付機は受付番号整理券が出てくる仕組みで、この整理券の順番で診療の順位が看護婦さんから指示される。

ちょっと到着が遅くなって、整理券が三十番台だとアウトである。治療室のベッドはおおよそ三十床なので、九時から開始される治療でブロック注射を打った患者は一、二時間ほどそのベッドを占領する。いったん三十床のベッドが満席になると、次の順番は二時間後となってしまうからである。七時半に着くと、整理券の番号はいつも十番台であった。

宝亀先生とは常に治療方針について議論をし、トリガーポイントブロック注射のポイントの変更とか、X線透視下で行なう「大腰筋溝ブロック注射」、さらに「硬膜外腔洗浄」とか、他の整形外科では聞かない治療方法をいろいろ試していった。

基本的な作戦は、次のようである。
①上臀部の圧痛点へのトリガーポイントブロック注射
②左足下部外側へのトリガーポイントブロック注射
③L５への腰部硬膜外ブロック注射
④抗うつ剤、抗不安剤の服用
①と②は前述した「末梢神経＝センサー」の機能遮断、③は脳への「配線」の遮断、④は脳へのリセット対応である。
そして肝腎なのは「脳をリセットする訓練」を続けることであった。

痛みのループを断ち切るメカニズム

ＮＴＴ東日本関東病院で午前中にこれらの麻酔注射を打つと、数時間は麻酔効果があるため痛みが和らぐが、このときが肝腎なのである。

加茂先生が言われるように、第一現場である痛み部位にトリガーポイントブロック注射をしただけでは不十分で、さらに第二現場である脳をリセットしなければ効果がない。局部麻酔注射により、脳に痛みの信号が来なくなるので、脳は痛みの判断作業が暇になるはずだが、ここですかさず脳を別な仕事に集中させるのである。

夢中になれる本を読むとか、感動する映画を見るとか、恋人とデートするとか、いろいろ方法はあるが、自分の意思で実行することが肝要である。

この「痛みのループを断ち切る」メカニズムを考えてみると、左図のようになる（図5参照）。

脳部Aが痛み信号を下肢の筋肉内の「痛みの発生部」に送っているが、「痛みのセンサー部」はトリガーポイントブロック注射により、センサー機能がストップしているから痛みを検出できない。また、知覚神経や自律神経が通っている硬膜外腔には腰部硬膜外ブロック注射により、「配線」を遮断しているので、痛み信号は「痛みの判断部」である脳部Bに到達しないのである。痛みのループを一時遮断しているのである。

脳部Bはいつもの仕事が来ないから「暇」であるはずだ。もともと脳部Bは、第六章の「耳鳴りから学ぶ」で説明したように、痛みの判断作業に常に専念しているわけではないのだとす

（図５）痛みのループを断ち切るメカニズム

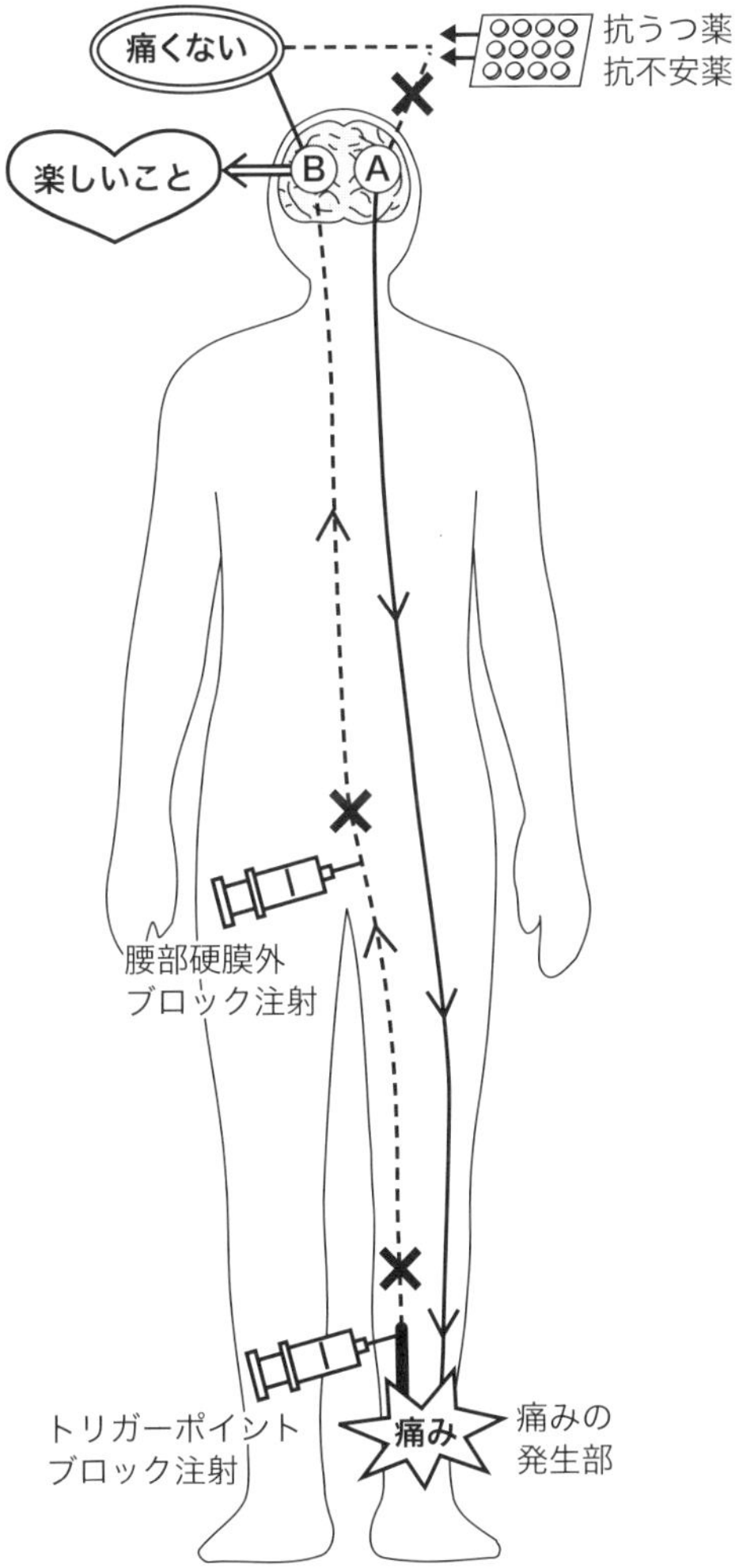

れば、ここですかさず「楽しいこと、夢中になること」に専念させるのである。

また、抗うつ薬や抗不安薬といった強力な武器も援護射撃をしていて、脳部Bから脳部Aへのストレスの伝達を和らげているのである。

やがて麻酔が切れてセンサーや配線が再び動作を始めると、脳部Bへは痛みの検出信号が再び送られるはずだ。しかし、脳部Bがすでに他の「楽しいこと」で忙しければ、脳は「痛みの判断」作業にすぐには戻れないはずなのである。

所詮、「痛み」というのは脳の「痛みの判断部」が認識して、はじめて「痛い！」と感じるのであるから、「痛みの判断部」の脳部Bが他の作業で忙しくて、痛みを認識しなければ、痛いと感じないのである。

私の場合、治療の火曜日は午前中に治療を済ませてから、すぐに車で病院を出て、麻酔の効いている午後はラジコン模型飛行機仲間と熱い談義をするとか、八王子のグラウンドで難しい曲芸飛行の訓練に没頭した。また治療の前にも、早朝に仲間と楽しい空中戦をやって、前日までのストレスを発散させておき、リラックスした「準備態勢」でペインクリニック科の治療に臨んだことも効果があったのではないかと考える。

最初にこの注射セットを打った夕方は、美しい虹がかかる運動公園で電動ヘリコプターを飛ばして帰った。

高速で飛翔するラジコン模型飛行機の操縦は、全神経を集中させる必要がある。ちょっとでも油断すれば、高価な飛行機は残骸と化すのだから、送信機を持つ両方の手のひらには汗が吹き出す。そんなときには耳鳴りなんて全然聞こえやしないし、人から声をかけられても聞こえないほど集中しているのである。

ちょうど、あの夕方は麻酔が切れる時間であったが、ヘリを飛ばして帰宅すると、翌日になっても、いつも死ぬほど痛いお尻の坐骨神経痛は、ほとんど出なかったのである。

私は運命論者ではないが、思い返せば幸運な偶然が重なっていたことに驚かざるを得ない。五月三十日は火曜日であったが、この日時は病院に電話を入れたときに、予約担当の係の人からの指定によるものであった。

宝亀先生は宮崎から上京される関係から、基本的に火曜日の午前中が外来患者を担当する時間である。偶然にその日の朝の予約に空きがあったということである。だから私は治療が終わった午後には、毎週のように八王子のグラウンドで模型飛行機の操縦訓練に集中した。この市営のグラウンドは常駐管理人もいて、通常は野球をする人たちがいるため、模型飛行機を飛ばすことは、早朝や夕暮れ時以外はできない場所である。ところが、たまたま火曜日はこの市営グラウンドの休業日になっていたので、グラウンドには一日中誰もいなく、病院からの午後は飛行機を夢中で飛ばすことができた。

また、模型飛行機仲間のモンゴル飛行隊長は自営の店舗経営者なので、土日は多忙だが火曜日は休みを取ることもできたため、私に毎週つき合ってくれた。

なぜか火曜日という曜日は、私に幸運をもたらしてくれたのである。

毎週火曜日は会社を休んで「病院に行く」といって夜明け前から車に模型飛行機を積んで出かけ、帰宅してからも模型飛行機工作に没頭した。妻から見れば「本当に病院に行っているの？」であり、私の論理を解説して聞かせれば、「なあに、遊んできているだけじゃない」ということになる。そう言われても反論のしようがないが、私が実践している「脳のリセットを達成させる」作戦では、午後の部も重要な治療戦略の一部なのである。

人間という生き物の神秘

麻酔注射が効いているとき、そして麻酔効果が切れかかるときに、「痛み」のことを絶対考えてはいけない。ストレスが起きるようなこともやらない。これが肝要である。

振り返ってみれば三月から五月にかけて国際医療福祉大学三田病院で神経根ブロック注射をした日の午後は、事件が勃発していた「ストレス真っただ中」の職場に戻って行ったし、大の苦手とする電車を延々と乗り継いで帰宅した。神経根ブロック注射そのものは効いたのかもしれないが、「その後の処置」が失敗ではなかったかと、今回と比較して考えることができる。

こんな私の仮説は、脳神経外科医の先生に言わせれば「荒唐無稽」と一笑に付されてしまうことになろうが、脳外科医が脳構造から分析するほど人間の脳というものの動作は単純ではない。いわんや現代科学や医学で解析しつくされているわけでもない。とても「神秘」にあふれているものなのだと私は信じている。

これまでに述べた私の論はすべて仮説である。かなり「屁理屈」ではある。しかし「屁理屈」も納得してみれば「確信」に変わる。そして「確信」を実践して確認することにより、それは強い「信念」となり、難病もまた克服できるのである。人間という生き物の神秘がそこにある。

こうしてお尻の痛みの軽減に続いて、左足脛の外側や膝裏の痛みも薄皮をはぐように、そして着実に、しかも急速に軽減されていった。

自分自身が納得しながら、時には先生が反対する処置も無理にお願いしてやってもらい、前向きに取り組んでいった治療が、効果を生み出してきていると実感するようになってきた。

医師にすがり、「なんとか治してください」と懇願するのではなく、医師の助けを借りながら自分自身でも治療方針を出していった積極性が、長年「勘違い」していた私の脳を急速にリセットし始めていた。

トリガーポイントブロック注射そのものは、副作用もなく、リスクもともなわない、きわめて安全なもので「たいした治療ではないのだ」と医者は言う。

だが重要なことは、この麻酔注射を引き金として、自分で自分の「脳」に「勘違い」を言いきかせ、「脳」を納得させてリセットすることなのである。

ついに完治する

五月になった。宝亀先生の最初の治療を受けてから一カ月が経った。

宝亀先生の診察日である火曜日には、以前と同じように早朝に家を出た。

サラリーマンが毎週一日休みを取ることを会社に理解してもらうのは、容易なことではない。といってくどくど説明したところで、どうせ理解を得られるとは思わなかったので、強引に「毎週火曜は休み」と開き直って休日宣言した。しかしサラリーマンであるかぎり、延々と週四日勤務を継続することなどできないこともわかっていた。

それを敢えて実行したのは、自分で治療方針に信念を持っていたからであり、また着実に結果もついてきていたので、完治するまでそんなに時間はかからないだろうという自信があったからである。

週末のプールと毎日のストレッチは続けていた。通勤電車の中では、「無心」になること、または「楽しいこと」を考えることにしていた。自分自身の脳との闘いは続いていたが、勝利は目前にあった。

つい先日までは十メートルと歩けなかったが、毎週火曜午前の治療、それに午後の脳のリセット訓練を続けた結果、六月末には、満員電車に乗って二十分立ち続けても、なんとか持ちこたえられるようになっていた。高台の自宅から青梅駅まで徒歩の往復も、途中の休みなしに歩けるまで回復した。夜になっての痛みは以前のそれと比べて格段に低くなり、ぐっすりと眠れるようになった。朝の目覚めの気分は格別だった。

たしかに自分自身の中になにか違うエネルギーが生まれてきたような気がした。治る！　という自分自身の中の「自信」はさらに加速して、完治への正のスパイラルが着実に出来上がっていることを実感した。

宝亀先生は私の回復ぶりに目を見張った。

「とっても明るくなりましたね。表情が、ここに来たときとは全然違いますもの」と言ってくれた。とても嬉しかった。

たった週に一度の治療ではあったが、治療はあくまできっかけであり、自分自身の心の転換が、勘違いしている私の脳を徐々にリセットしていったのであろう。

季節は梅雨を過ぎ夏に向かっていた。私の中では今年の夏は、あれもこれもこれまで出来なかった、いや、やろうとも考えなかったプランがいっぱい湧いてきた。

そして八月。梅雨が長びいて、九州各地では水害が相次ぎ大変な夏だったが、一気に猛暑となった。汗を拭きながら焼け付いたアスファルトをしっかりとした足取りで歩き、ふと空を見上げると、真っ青な空に、入道雲が高く伸びていて眩しかった。目を上げて空を見上げたのは何年ぶりだろうか。痛みで苦しんでいたときは、常に腰を曲げ、足元しか見ていなかった。そんな自分が情けなかった。やはり人間は生きている現実を実感し、何事にも負けないで生きていくという気概が必要なのだと思った。

歩行距離はさらに伸びた。三十分以上歩いても、もうどこにも痛みを感じなくなってきていた。

こうして、あの発症から七年経った夏が終わりに近づいた頃には、すっかり忘れていた「普通」の生活が戻ってきたのである。

九月の初めには、久しぶりに中東のカタールの首都ドーハまで出張し、灼熱の砂漠地帯もしっかり歩き回ることができた。

十月には一人娘が結婚式を挙げ、私の足を気遣う娘の手を引きながらバージンロードを堂々と歩いた。娘の幸せを祈り、自分もしっかり歩けたことに感謝した。人一倍涙が出た。

五月には一分と立っていられなかった状況を振り返れば、たんに自然治癒したとはいいがたい。攻めの治療と自分の脳との闘いに勝利したと実感した。

ついに完治したのであった。

零戦飛ぶ

秋も深まり、高台にある家の周りの山々はすっかり色づいてきた。

真っ青に晴れ上がった十一月終わりの土曜日の朝、愛犬レノと連れ立って、家の近所の運動公園にやってきた。

「今年の紅葉が格別に美しいと思うのは、オレだけかもしれない……」などと独りごちながら、気持ちがはずんだ。

こうしてレノと気持ちよくここを走り回ったのは、何年前のことだったろうか。私の足腰が完治したことを一番喜んでいるのは、案外レノ君かもしれない。このところ、週末になると朝から、「散歩に行こう」と私にまとわり付くのである。以前私が足腰が痛くて歩けなかったことを彼も知っていたのだろう。こんなふうに連れてゆけとはせがまなかったのである。

楓の木々は真っ赤に染まり、巨大なとんがり帽子のような銀杏の大木は雲ひとつない空にそびえ立ち、ブルーのキャンバス地に黄色というコントラストを見せつけていた。

今朝は、インターネットショップ宅配便で届いたばかりの小さな零戦の模型飛行機を飛ばしてみようと持ってきた。インターネットショップで見つけた電池で飛ぶという零戦は、送信機も電池も充電器もセットになっていて、特売価格はたったの2980円だった。

今は何でもパソコンで「ポチッ」と画面上の「買い物ボタン」を押すと、買い物が済んでしまう恐ろしい時代になった。だいたいが衝動買いの性格だから、「ポチッ」はしょっちゅうである。特に歩けなくなってからというものは、ほとんどの買い物はインターネットショッピングになった。でもまさか一軒の家を衝動買いすることは、もうさすがにないだろう。

今朝届いた零戦は主翼の幅が50センチ足らずの発泡スチロール製で、小さな電池を抱いて飛ぶという能書きだが、はたして本当に飛ぶのだろうか、それが疑問だ。電池の充電満タンを確認してスイッチを入れると、プロペラが「ぶーーん」と回り出した。本格的な模型飛行機ではないので、脚がないから手投げである。

芝生公園の中央に立ってパッと上空に投げ込む。10メートルほど水平に飛んだが、そのまま力なく下降する。スロットルボタンを押し込むと、また「うーーん」と頭を上げて飛ぼうとはするも、そのまま墜落してしまった。

「レノ伍長、機体を回収せよ」

「わふっ……」（ラジャー）

青梅航空隊所属のレノ伍長が鼻息も荒く、猛ダッシュしていって、小さな零戦をくわえて引きずってくる。

「わふっ、わふっ……」（もう一回投げろ！）

「伍長、上官に向かって命令するとはけしからん！　それに、これは投げているんじゃあない、飛ばしているのだ」

何度か飛ばすが、満足には飛ばない。レノ伍長が喜んで回収してくるだけだった。

「ご、伍長、羽が歯型だらけではないか！」

「わふっ、わふっ、わふ……」（もっとやろうよ）

いつものボール遊びと思っているようだ。始めると、いつまでもしつこいのである。結局、ラジコン飛行機のように旋回などの操縦が出来ない代物で、やっぱり玩具のたぐいである。

でもなんといっても、零戦には思い入れがある。

小学生の頃の昭和三十年代、日本の男の子は皆ヒコーキ少年だった。放課後になると小学校の校庭には、ゴム動力の竹ひごと紙の翼をもった飛行機がたくさん乱舞していた。

「三丁目の夕日」という映画があったが、まさしく私も団塊の世代の真っ只中で、幼い頃は、あの貧しくも楽しい時代に育ったのである。

テレビがようやく家庭に普及してきた時代であり、子供達は、男の子は広場で野球を、女の子は路地でままごとやゴム跳び遊びをして、暗くなるまで外で遊んだものである。夕方になると、母親の子供の名前を呼びながら「ごはんですよ……」という声が聞こえたものである。

私は模型少年だった。まだプラモデルという製品が開発されていない時代であり、船は軍艦、木で出来たソリッドモデル。飛行機はゴム動力だが、バルサ材で骨組みした、紙貼の零戦なんかも作った。

小学校高学年になると、エンジン付きの飛行機に没頭した。今はほとんど見なくなってしまったが、「ワイアーUコン」という、二本の金属ワイアーの先にエンジン付きの模型飛行機をつけて、半径20mぐらいの円周上をぐるぐる回して飛ばす仕組みのものである。宙返りなどの曲芸飛行も出来、当時日曜日になると、学校の校庭で、子供と一緒に大人たちも遊んでいたものである。

私もUコンの機体をずいぶん作った。単なるスタント機ではつまらなく、零式艦上戦闘機をはじめ、三式戦闘機「飛燕」や四式戦闘機「疾風」など日本の戦闘機を作った。

大戦中に設計されたプロペラ式の日本の戦闘機は、みごとな機能美を持っていた。戦争の道具としてではなく、機械としての素晴らしさ、技術のすごさにあこがれたものである。

戦争の傷跡に触れようとしないで、日本は急速に復興の道を進んでいた時代であった。

さて、インターネットで買ったこの零戦はどうせ飛ばないことは最初からわかっていたので、その日は改造作業に励んだ。内臓のモーターを強力なものに換装して、本格的なラジコンのメカを内部に積み込んだ。

明けて日曜日、完成した華麗なる改造零戦を持って、いつもの飛行機仲間が集まる多摩川の河川敷飛行場にレノ伍長と出かけた。

腰痛と下肢痛で苦しんでいたときも、無理してでも飛行場には出かけた。遊びの場面では痛みが少しは薄らぐという理由からだったが、ラジコン飛行機仲間にはずいぶん気遣いをさせてしまった。

明るい顔で飛行場に行くと、「うそのように良くなったねえ」と皆に言われて、思わず笑顔になった。

昨日とは装備を一新したレノ伍長の歯形付き改造零戦は、手を離れると高く舞い上がり、自由自在に空を飛んだ。伍長もあっけにとられて、上空を飛ぶ零戦を見上げるばかりだった。四十数年前に作ったバルサの木作り零戦は、それに合うエンジンを買う小遣いが足りず飛ぶチャンスもなく、ずっと埃を被ったままだったが、いま小さな零戦が青い空を高速で飛んでロールしたりループする姿は、まさしく感動である。

いつしか気持ちは小学生に戻っていった。

あの木の零戦、そう、小学校最後の夏休み工作の課題に作って学校に持参すると、先生達に褒められ、主翼に金紙を張ってもらった。嬉しかった。

あの零戦はどうなったのだろうか。実家の母が、とうの昔に処分してしまったのだろうか。もし、当時のまままだ実家の物置にあるのなら、レストアして、最新のラジコンメカを組み込んで、半世紀の時を経て飛ばしてみたいと思った。

改訂版へのあとがき

本書は、闘病記である。

七年間にわたり、腰痛と坐骨神経痛に悩まされ苦しみ、それを克服するまでの経験を時を追って書いてきた。発症当時、私が知りたかったことは「なぜ発症したのか、なぜ痛みが続くのか、どうすれば痛みが消えるのか」であった。

さまざまな病院、治療院を訪れ、多くの医師、施術士と出会い、期待と失望を繰り返しながら痛みと闘ってきたが、最終的には自分自身が納得した理論と治療で、たしかな結果を引き出すことができた。あちこちの病院や治療院に行っても得られなかった答えを、自分自身で見つけたような気がする。

本書は二〇〇七年五月に初版を出版したが、出版後、本書の読者や同じ症状で苦しんでいる患者さん達から多くの反響があった。メールや電話、お手紙も戴き、また講演もする機会もあったので、その都度お話をさせていただき、僭越ながらアドバイスも差し上げたりした。

読者の皆様からの内容は、本書への感想もあったが、その実「相談」が大半であり、医者でもない私にアドバイスを求めたものだった。皆さんの関心は、「その後いかがですか？　今はもう問題は何もないのですか？」から始まり、行きつく先は、「自分に合った対処方法は何なのだろうか？」という質問がほとんどだった。

たしかに本書を読まれた慢性疼痛患者の皆さんにとっては、長年、山や谷がありながら闘病生活を続けているのだから、「自分に合った対処方法を見つけること」が一番気がかりなことであると思う。

世に出ている「腰痛本」の多くは医師が書いたものであり、「治りますよ」という内容が大半であるのに対して、本書は一患者が「治りました」と書いているので、それなりの説得力があったのかもしれない。

初版発行から二年が経ち、本書を再版するにあたり、この間で考えたことや、同じ苦しみと闘っている人たちへ差し上げたアドバイスとその後の結果などを含めて、少し続編を書き足すことで、さらに皆様の参考になればと考えている。

その後

左下肢痛に悩まされてからほぼ十年になる。あまりめでたくない十周年である。最近はというと、日常生活にはまったく問題はなく、長年苦しんだ痛みのループからはすっかり抜け出して、多忙で充実した日々が戻ってきている。出来ない、やれないと思っていた大好きなアウトドアライフも再び帰ってきた。釣りにも行ったし、星も見に行った。模型飛行機には相変わらず夢中である。

今は何も治療をしていないし、公私共に忙しくて、プールもこの一年間行っていない。もう、痛みにかかわることを止めたのである。

私のかつての痛みの症状は本書で説明したように、脳の勘違いにより脳が勝手に痛みを腰部や下肢に送りつけていたと考えているが、その痛みは筋肉に発生しているので、結果的にMPS（筋・筋膜性疼痛症候群）という形で現れていたと考えられる。

従って、TPB（トリガーポイントブロック）注射、マッサージ、ストレッチという筋肉に対しての直接治療を実施し、一時的にでもペインフリー（無痛）にし、勘違いした脳に対しては、抗不安・欝剤も使い、さらに痛みを忘れる訓練を行ってきた。

これらはたしかに効果があり、当時苦しかった激痛から逃れることが出来た。

しかしながら、完治したと思っている今でも、通常はなんでもないのに痛みは時折やってくる。

これは以前もそうだったが、自分の意図しない、あるいは好まないという条件下で、立ちずくめとか、歩きずくめで始まることが多い。

左の中臀部、左下肢のひらめ筋の痛み、左足甲の痺れ――痛みの場所は、十年間ずっと同じである。でも、痛み出しても、なんとか持続させないでクリアできるようになった。


仕事がら立食パーティーに時折出席することがあるが、以前はこれが一番辛かった。来賓がスピーチしている最中に下肢に激痛がやってきて、立っていることが出来なくなった。満座の席でしゃがみこむわけにも行かず、顔面蒼白、脂汗が噴出してくる、といった状況があった。最近でもこういった立食パーティーで二十分も立っていると過去と同じ場所がちくちくと痛みはじめるのは、今でも自分の脳に「立食パーティーは地獄」というデータがしっかりと記憶されているからであろうか。痛みで苦しんでいたときは、うろたえて、苦しみもだえ、痛みのループに奥深くはまっていったが、今は、痛みが来ても「大丈夫」という自信があるから、「また来たか、しつっこいやつだなあ……」と勘違いの脳をなだめすかし、ちょっと馬鹿にしてやると、やがて敵は諦めたかのように去ってゆくのである。本当に不思議なものだ。

また最近、海外の航空機展示会に出かけたが、連日歩きずくめの日程であった。今年は梅雨に入ってから、以前の腰、中臀部、左足が時折痛むこともあって、今回の出張も、ちょっと気になっていた。同行した同僚も私のかつての歩けない様子を知っているので、「大丈夫？　歩ける？」と気を遣ってくれた。

まずこの「心配」が良くなかった。案の定、初日の午前中、一時間ほど歩き回った段階でやっぱり痛み出し、どうしたものかと困惑したが、「いや、痛くなるはずがない」と自分に言い聞かせ、大好きな飛行機の間を歩き回っているうちに、痛みのピークは去っていったのである。その後は快調に、朝から晩まで靴の底がすり減るほど歩くことが出来た。この十年間で一番よく歩いた一週間になったのである。かつて痛みのループにはまっていたときは、とうに負けていて、座り込んでいたものである。本当によく歩けるようになったものだと自分でも感心した。

この出張のときも、マッサージをしたわけでも鎮痛剤を服用したわけでもない。

結局はやはり、自分自身の心と脳との闘いなのである。

私と同じような症状の人はたくさんいるのではないだろうか。

痛みに負けてしまってへたり込むのではなく、自分自身に自信を持って前へ進んでみると、痛みが逃げて行くこともあるのだ。つまり、痛みに執着しないでいて、「やがて痛みは去るのだ」と自分に言い聞かせ、痛みに「無関心」にしていると、やがてまったく痛みはなくなるのである。

条件反射痛

こういった時折現れてはすぐに消える最近の私の痛みの仕組みは、かつてのものと同じではないようだ。つまり、脳が勝手に痛みの第一現場である腰部や下肢に痛みを送りつけ、それがフィードバックされ、脳が痛いと感じる痛みの回路（U型の痛みの回路―本書121ページ）によって下肢の筋肉に痛みが発生しているわけなので、局部麻酔であるTPB注射やマッサージ、筋肉ストレッチも効果があったが、最近の「すぐ消えてしまう痛み」は、痛みのメカニズムが少し変わってきているのではないかと考えている。

もちろん、筋肉や骨に直接、物理的負担をかけ、痛みが発生する――というような単純な痛みとは全く違う痛みのメカニズムであり、さまざまなストレスを引きがねとする「U型の痛みの回路」の発生や、さらに「痛みのループ」に落ち込んでいった状況とも違っているように思えてならない。

最近の「すぐ消えてしまう痛み」は、模型飛行機で遊んでいるときや、気持ちの良い渓流での釣り歩きなどでは、一日中歩き続けていても全く発生しない。つまり気分が良いときは、痛みが全く発生しないのである。これをひとつのヒントとして、最近の痛みの発生メカニズムを考えてみた。

まず、過去に経験した痛みを発生させる条件——すなわち自分の意にそぐわない（あまり楽しくはない）長時間の立ち続けや歩き続け——に遭遇すると、条件反射的に過去の痛みのデータが脳のメモリから引き出され、それを脳が実行しようとする。

パブロフの犬で有名な条件反射とは、後天的に脳に記憶された動作や行為が、ある条件下において自分の意思とは無関係に発生してくるもので、やはり脳の中で起きるミステリーだといえる。私の場合も、過去に辛い思いをした立食パーティーのような立ずくめの状況下で、条件反射により痛みが発生しているので、これを「条件反射痛」と呼んでみる。もちろん医学的な用語ではない。

条件反射痛と名づけたこのような痛みは、単なるイメージとして、幻の痛みが脳内部で発生しているだけなのかもしれないと考えた。

つまり「記憶された痛みが脳内で再生されている」という、きわめて短絡的で、単純な痛みの回路が、私の脳内で出来上がっているのかもしれないのである。

これは本書にもある幻肢の痛み（１３９頁）と同じような状況ではなかろうか。

幻肢痛は脳のトレーニングで治癒することが解明されているが、一方、一度出来上がった条件反射をリセット（元に戻す）する研究は、これまでに聞いたことがない。しかしながら、条件反射痛も幻肢痛も、四肢の神経や筋肉、骨とも無関係のようであり、自分の脳の中だけで起きているマジックだと考えれば、やはり自分の脳との闘いが解決に結びつくのではないだろうか。

おそらく、こういった脳に深く刻まれた記憶が、不可思議な痛みを発生させるに至るには長い年月がかかるに違いない。たぶん長年の慢性痛患者特有の現象なのであろう。

初期の疼痛患者の場合は筋肉を主体とした痛みなので、ＴＰＢ注射やマッサージ、その他の代替治療も効果がある。しかし長期間にわたる慢性疼痛患者の場合は、痛みのメカニズムが変化してきており、したがってＴＰＢ注射もなかなか効きにくいという結果がでるのかもしれない。

逆にいうならば、脳内部だけで発生しているこういった痛みのメカニズムは、ＴＰＢ注射やマッサージをすることなしに、自分の脳をうまくコントロールすることで痛みが短時間に消えることがあるとも考えられる。

最近私の中で起きる条件反射痛は、全く気にならない。なぜならば、条件反射痛が発生したとしても、前述のようにすぐに自分の心に問いかけ、勘違いした脳に「無視しろ無視しろ」と指令を送ることで、痛みから逃れることが出来るようになったからである。

ペイナーズハイ

ランナーズハイという言葉がある。マラソン走者は一時とても苦しい時があるのだが、その苦しさに耐えて峠を乗り切ると、やがて爽快感がやってくるというものである。これは心理的作用が多く働いているとも言われている。

私も学生時代から長距離走をやっており、四十歳を過ぎてからも週末の朝には早起きしてジョギングを再開していたので、ランナーズハイは常に経験している。これはスタートから数キロメートルを走ると息が上がってきてとても苦しくなる現象だが、「もうすぐ、もうすぐ楽になるはず」と念じていると、「それ」はやってくるのであった。ランナーズハイは、一度経験してコツを掴むと、二度目からはラクになる。

ランナーズハイはきちんと解明されてはいないが、辛い中でも気分を高揚させていると、「エンドルフィン」(Endrphin) という脳内で機能する神経伝達物質が分泌されて起きる現象ともいわれている。このエンドルフィンは「脳内麻薬」ともいわれ、多幸感を発生させ、とりわけ「ベータ（β）―エンドルフィン」は、モルヒネの何倍もの鎮痛作用があるともいわれている。エンドルフィンは苦しい状況でも、それに負けないで立ち向かおうとするような精神状態において分泌されるという。いわゆる火事場の底力といわれる、緊迫した状況下で発生する人間の不思議なパワーである。これも、このエンドルフィンが分泌されてもたらされる現象といえる。

私は「痛みの人＝Pain-er」であり、一時的に痛みがやってはくるけれども、やがて峠を越えて痛みは去ってゆくので、私の条件反射痛はランナーズハイとよく似た現象のような気がしてならない。さしずめ私の現象は「ペイナーズハイ」とでも呼ぼうか。

つまり、脳の痛みの記憶が再生され、脳内で痛みが発生したとしても、「痛いはずがない、やがて痛みは去るのだ」と念じ、それを信ずることにより、エンドルフィンが脳内で分泌され、強力な鎮痛作用が発生するのではないだろうか。エンドルフィンは気分が高揚した前向きな気持ちが生み出すものであるのなら、痛みに負け、気分が低迷してしまっては、エンドルフィンが分泌されず、やがて痛みのループに落ち込んでいってしまうのである。

記憶された痛み

痛みの本質が筋肉の痛み（ＭＰＳ）で、筋肉が「こりこり」の患者に対しては、ＴＰＢ注射は、除痛効果と筋肉の弛緩作用のダブル効果があり、有効性は抜群だと考えられる。加茂淳著『トリガーポイントブロックで腰痛は治る』（風雲舎）をお読みいただければ、その効果がわかる。

注射療法は、手術とは違って「保存療法」かもしれないが、しかし「外科的」治療でもあると私は思っている。自分に合った麻酔注射療法が見つかれば治るのではないか、かつては私もそう思っていた。

ＴＰＢ注射療法も、ＥＢＭ（Evidence Based Medicine）によれば効果がないというデータもある。これは麻酔注射と同時に「心・脳」に対する治療を実施していないから好結果が得られないのではなかろうか。

長年続いた慢性痛患者の場合は、身体（筋肉）⇕脳というネットワークが強固に作られてしまっていて（専門用語では神経回路の可塑的変容）、そのせいで、痛みが消えない可能性が高いのである。これは本書にある「Ｕ型の痛みの回路（１２１ページ）」や「痛みのループ（１２５ページ）」で説明した。

痛みの本質が、身体（筋肉）⇕脳の強固なネットワークによるものなら、基本的に麻酔注射の効力は数時間で元に戻ってしまうので、あるインターバルで麻酔注射をして筋肉のみを攻めたとしても、痛い↓痛くない↓痛い、の繰り返しで、結局は、「効果がなかった」に終わってしまうのではないだろうか。西洋外科医学は「体」だけに目を向けているから、そういったデータになるのかもしれない。

やっぱり、「体と心」両方からという視点に立たないと、長年の慢性の疼痛患者は、痛みをクリアできないのではないだろうか。

私は痛みのループから、からくも脱出することが出来たが、前述したように最近でも条件反射的に発生する痛みがある。私のように「超」がつくほど慢性化すると、痛みはしっかり脳に記憶されてしまっていて、条件反射痛が発生するのだろうと考えている。

こういったときには痛みに負けないで前向きに進むことにより、エンドルフィンが分泌されて鎮痛されることはすでに説明したが、もっと根本的な対処は、超慢性の「痛み」は脳がしっかり記憶してしまっていることが問題なので、その脳の記憶そのものをリセットするのが、一番本質的な対策であるはずだ。しかしながら人間の記憶、特に鮮烈なものは、死ぬまで消えないのが普通である。

機械のコンピュータのようにオールクリア（コンピュータメモリに記憶されたデータを一括消去する）とかフォーマットし直し（データを全て初期値に戻す）などという芸当は、人間の脳では出来ないのだ。

しかしそれなら、新しいデータ（記憶）を脳に埋め込むことは出来るはずである。つまり過去のデータ（記憶）は「脳の勘違いだった」ので「訂正する」、あるいは「無効だ」として、データを「上書き」することは可能ではないだろうか。

ある条件下で条件反射的に、「腰が痛い」というデータが脳から引き出された場合、「それは間違い」「痛くはない」「どこも悪くはない」「もう完治している」という自己暗示を自分の脳に上書きしてゆくのである。これも「脳のリセット」のトレーニングなのである。

逆に、この脳が勘違いした「間違いデータ」に振り回され、これに執着することは、またまた「痛みのループ」が繰り返されることでしかない。

痛みへの執着からの開放

ペインフリーを持続させるのは、「脳の痛みへの執着」から抜け出すことであり、それは自分自身の「自信」と「トレーニング」によるのだと思う。

どんな病気でも医師との信頼関係が重要であり、同時に、自分自身の治癒力を信ずることもまた重要である。医師の治療方針に対して疑心暗鬼になり、迷いと自信喪失に陥れば、また痛みのループに落ち込むのである。

ペイン科や心療内科はあちこちにあるが、心と痛みの関係を知りつつ、痛みを一時退去させるＴＰＢ注射を的確に打ち、さらにその後の心理的ケアを指導できる医師がなかなかいない。これが患者にとっては大問題である。

つまりＴＰＢ注射の「きっかけ」だけで、その後の脳リセットのための「トレーニング」、すなわち心の切り替え行為が付随しなければ、ＥＢＭのデータどおりになってしまうのではないだろうか。

手術だ、注射だ、とそればかりに囚われていて、その手の情報入手ばかりがライフワークになってしまってはだめなのである。それは、自分の痛みの症状をどんどん追認してゆくことに他ならない。

私は無信心だが、宗教で難病を克服した例はたくさんあると聞く。そういう人はその宗教が治してくれたと思っているかもしれないが、多分そうではない。自分自身を信じたことが治癒に至ったのだと思う。人間という生命体のパワーがあったからなのだ。人間とはそういう神秘の生き物なのである。切った貼っただけで「修理」できる機械ではないのである。

私の主治医であるNTT東日本関東病院ペイン科の宝亀先生がおっしゃったことをあらためて思い返している。

「疼痛のメカニズムは、脳で頑固な痛みを認識すると考えられており、私たちの間でも〝痛みの悪循環〟と呼んでいます。その悪循環を断ち切る方法のひとつとして、私たちはブロック治療や抗うつ薬の処方をしているのです」

私自身が実践したように、TPB注射やペイン科の麻酔治療と同時に、脳が痛みに執着することから開放してやること——そのためのトレーニングをセットでやるのが効果的だ、と私は考えている。

TMS理論をベースにしたイメージトレーニングに、アファーメーション（完治した自分をイメージする訓練）がある。TMS理論による治療法では、心のストレスのリストを書き出したり、心が休まる映像をイメージしたりと、多くの心のトレーニングが治療のベースになっているのだが、痛みで苦しんでいる状況下では、これがなかなか難しい。

私が最終的に実践した方法は、TPB注射などによりペインフリーになっている間に、脳を実際的な「楽しいこと」に専念しようとするものであり、「痛みにとりつかれた脳を別なことに専念させて、痛みの執着作業を止めさせる」ということであり、アファーメーションとは少し違っている。

それは私と同じような苦しみを持つ患者の皆さんに、私自身が経験した方法をアドバイスしたものだが、「これもどうしてよいか分からない」という声が多かった。

同じ痛みに苦しむある男性からメールをいただいた。私のように模型飛行機を買って楽しんでみようと思ったが、大きな成果は得られなかった――ということだった。

人生の楽しみは人それぞれである。癒しの音楽や絵画やペットにリラックスできる人、小説や映画の世界に没頭して空想に夢を広げる人、見知らぬ土地への旅行での見聞や出会いに生きがいを見つける人、研究と勉強に時間を忘れられる人、気の合った仲間同士でのおしゃべりが何よりも楽しいという人、創造的な作業に夢中になる人、そして仕事が命だという人――楽しみはさまざまである。人生の楽しみ方は、自分自身しか見つけられないのである。

本当に我を忘れて何かに夢中になる必要があり、そして自分自身が心底「楽しい」と、無我夢中で何かに没頭することが肝心なのである。

脳は自分自身であり、他人は騙せても、自分自身を騙すことは無理なのである。つまり、理屈でわかっているので、「義務的に」あるいは「無理やり」何かをやっても、勘違いの脳はやすやすとこちらの手に乗ってこないのである。

私の場合は、大好きな模型飛行機作りと操縦訓練に没頭した。痛みのことを考える間がないほど、脳をそのことに専念させたのである。

私自身もそうであったが、とかく慢性痛で苦しんでいる人々に共通していることは、「痛みにとりつかれて」いることである。四六時中「痛み」のことを考えている。

「あなたのようにいろんな楽しいことなんか私にはないんですよ」とある患者さんは言う。

でも、日常においても些細なことでも「楽しい」と感じる瞬間があるはずだと私は思っている。それが人間の特性であるはずだ。それに気づこうとしない姿勢が問題なのではないだろうか。

楽しいと感じられることに熱中して、さらに、「これでよくなる！」と自分に「自信」を持つことが重要なのだと思う。

つまり、脳を楽しいことに専念させ、痛みからの執着を解き放つ。そして「痛みの原因は自分自身の勘違いした脳にある」と認識して、「痛みなんか起きるはずがない」「痛みは間違った脳の記憶のデータによるもの」と自分の心にいい聞かせて、脳の間違いデータに上書きすることで、データをリセットする。こうした行為こそが、痛みと前向きに対峙することであり、自分自身の心の窓を通じた己の脳との闘いなのである。そうすることにより、鎮痛効果のあるエンドルフィンの分泌も促されるのだと思う。

私が出会った慢性痛の人々の目的は、たったひとつだった。

「早く今の状態を克服して、人生を取り戻したい」

「早く治して、かつてのように○○をしたい」――悲痛な叫びであった。

○○をやるために、人生を取り戻すために、ドクターショッピングをし、「なんとか治してください」「まずは治さないと……」と思うのは自然であり当然なのだが、「治さないと○○が出来ないから」という考えが多分間違いなのである。

まず、その○○を出来る範囲でやってみることが大事である。痛みで辛いのはよく分かるが、まずは行動に出ることが肝心なので、そのなかで痛みと対峙してゆくことが解決への道に繋がって行くのである。

「治らなければ何も出来ない」のでは、いつまでも痛みの囚人であり、痛みのループから抜け出すことはできないのではないかと思う。

脳の勘違いの慢性疼痛患者

腰痛や下肢痛などあちこちの痛みは、大半の整形外科医が言う「損傷モデル」をベースにした構造異常にはなく、「筋肉」の問題であり、そして長期間慢性化した疼痛症は「心」と「脳」が絡んでいる。これはすでに本書や加茂淳医師の著書に説明されており、また最近ではいくつかのテレビ番組でも同様の内容が特集されて放映されたこともある。

では、心と脳に主たる原因がある慢性疼痛患者は、おしなべて一様なのだろうか？　私は個人的には次のような分類があるのではなかろうかと考えている。

①欝病が原因の疼痛患者

うつと痛みは密接な関係を持つといわれている。欝病患者が痛みを訴えるのか、痛みの苦しみが鬱病を発症させるのか、因果関係は医者ではない筆者にはわからないが、これらはれっきとした病気であり、専門医の治療が必要である。

②ストレス性の疼痛患者

ジョンサーノ博士のTMS理論に出てくる「幼年期のトラウマ」や「無意識下の潜在的ストレス」は本書でも触れたが、はっきり言って私にはその因果関係は良く理解できていない。

最近ではテレビ番組でも放映されたが、福島医科大学付属病院では、ストレス性の疼痛症候群について、心療内科医と整形外科医がチームを組んで取り組んでいるようだ。日常生活の各種のストレスが積もり積もって、あちこちに痛みが発生するというものである。

　現代人はいかにストレス耐性を持つかが課題となるかもしれない。いかに手早くストレスを解決するか、あるいは別な手段で上手くストレスを解消（相殺）するかが鍵となる。

③特に日常にストレスはないが、痛みに執着している疼痛患者
「痛みのループ」に落ち込んでいて、辛い痛みそのものが大きなストレスにはなっているけれども、他に思い当たる日常のストレスはない、というタイプである。

　こういう人は、痛みを克服するために日夜の研究とドクターショッピングを繰り返していることが多い。

　おわかりのように筆者は③のタイプである。①②の患者と③の患者では、クリアすべき課題が違うのである。しかし本書で解説したようなアプローチに目を向ければ、おそらくは痛みのループから抜け出すことが出来ると私は思っている。
　③のタイプの人は常に前向きで明るく、研究熱心で何事にも夢中になるが、反面、自己主張も強く、他人の意見も、自分が納得しなければ同調しない性格であるかもしれない。これが仇になっている。このタイプに共通して言えることは、原因究明に全精力を注ぎすぎることである。さらに二十四時間「治してくれる名医」を探してあれこれ研究を重ねている。どこか身体

の部分に悪いところがあるはずだ、と固く信じている。

さて、この二年間で私と同じ症状を持つ多くの痛みのジプシー達に出会ったが、私がアドバイスを差し上げて、痛みから解放された二人の例を紹介したい。

Aさん（女性七十代　東京都内在住）

Aさんはバリバリのキャリアウーマンだった。四十歳のときから、女手一人で子供を養育するために洋裁店を経営しながら、大手デパートの外部販売員として抜群の成績を上げ、六十歳を過ぎてもなお日本中を飛び回っていた。趣味は、手芸に洋裁に日曜大工。友人も多く、とても明るい性格。

突然の下肢痛が襲ったのは六十五歳のときだった。持ち前の性格からあちこちドクターショッピングをし、何軒も病院を掛け持ちしながら、次から次へと〝治してくれる医者〟を探して遠方まで出かけ、入退院も繰り返したが、医者たちは異口同音に「どこも悪くない」と言い放ったそうだ。でも、痛みはどんどん激しくなり、ついには五メートルと歩けなくなり、腰は曲がったまま、夜は眠れず、口も大きく開けられなくなり、食事もままならない状況にまで落ち込んでしまった。

たまたま私と知り合うことになり、お話をさせていただくことになったが、あまりにも自分の経緯と似ていて、こちらが驚いてしまった覚えがある。

彼女は大学ノートに自分の「腰痛日誌」を克明に記録していて、手書きの人体図に、自分の痛い部分を毎日書き込んでいた。

出会った医者に向かって、「どこも悪くないのに、どうしてこんなに痛いの！」と詰め寄るシーンが何度もあったそうだ。

これまでのように洋裁のボランテイア活動も復活させたいし、楽しく趣味を再開したいので、なんとしてでも今の自分の身体を治さなければと焦燥感をつのらせていた。

私は、自分の経緯を彼女の状況に重ねるように説明し、とにかく痛みへの執着と研究を止めること、何よりまずはその日記をおやめなさいとアドバイスした。

そして、小松市の加茂整形外科に短期入院することを勧めたのである。

痛みは二週間の入院で随分回復した。東京に戻ってきてからも、今まで通院していた病院は一切打ち切り、出来なかった趣味の洋裁も、部屋を模様替えして、自分がやれる範囲から再開した。

みるみる症状は消滅して、回復した。二ヵ月後、青梅市の私の自宅にお見えになったときには、これが五メートルと歩けなかった人とはとても思えないほど、お土産を沢山両手に持って現れたのだった。

Bさん（男性六十代　東京都内在住）

Bさんとは、たまたま私が訪問した加茂整形外科に彼が入院していたときにお会いした。なんと彼はすでに三回の腰椎部の手術を経験したとのこと。都内の著名な大学病院を渡り歩いたらしいのだが、毎回の術後の経過は芳しくなく、遠路、加茂先生を頼ってきたようだ。数ヶ月、加茂整形外科で治療を受けたが、なかなかよい結果が出ず、帰京した。

今年の三月にまたお会いしたところ、開口一番「四回目の手術を検討している」とのこと。これにはさすがに私も驚いた。私の本はすでに読んでおられたし、過去三回の手術は失敗だったのだから、ご自分でも「構造異常」とは無縁であることを、理屈では理解していたのだが、それでも著名な整形外科医が「手術論」を振りかざすと、もう一回やってみようという気になっていたのであった。

大変失礼ながら、Bさんはすっかり腰痛研究がライフワークになっているようにも見えた。とにもかくにも「四回目の手術だけはお止めなさい」と年上のBさんに向かってむきになって説得している自分がいた。

都内のペインクリニックを紹介し、週一回行くことを薦めた。そしてプールもやってみたらいかがですか、写真の趣味をもっと徹底的にやってみてはと、二時間に渡って説得は続いた。

それから三ヶ月が経ち、とても気になっていたのだが、先日とてもうれしい報告があった。

「もう一キロメートルも歩けるようになりましたよ。電車だってずっと立っていても平気です」「え!?　何がどうなったんですか？」と私。

「何って、あなたに言われたとおりのことをやっただけです」

「プールは週三回行っていますよ、なんだか友達も出来て楽しいんです」


『笑いと治癒力』（ノーマンカズンズ著　松田　銑訳　岩波現代文庫）には、人間は笑って楽しいことを実践すれば、難病も克服できるとある。

私もこのお二人も間違いなく前述の③タイプであり、生き方が前向きなゆえに「痛みの追求」に日夜没頭してしまったのが敗因なのであった。

でも、それに気がつき、痛みへの執着を捨てて、痛みの檻から飛び出し、他のことに楽しみを見出してみれば、あっけなく長年の痛みは消え去ってゆくのであった。
③のタイプの人は沢山いるのではないだろうか？

あなたはいまだに痛みとの付き合いをライフワークにしていませんか？
今日からでも痛みを手放して、楽しいことを始めませんか？

まとめ

私自身がこの十年間で経験して考えて実践して得られた結果を総括して、Q＆Aの形でまとめてみる。

Q１　腰痛と坐骨神経痛はなぜ起きたのか？

A　心（脳）の深層部にあった、潜在的で日常的なストレスが最初の原因であった可能性がある。自分の脳は嫌なストレスから逃れたいために、痛みを下肢に送って、嫌なストレスから注意をそらそうとしていたのが発端ではなかろうか。
そして、筋肉の局部的痛みが発生した。筋肉の痛みに執着すればするほど、痛みはストレスとなり、「痛みのループ」ができていき、やがて慢性化してしまった。
慢性化した腰痛や坐骨神経痛の原因が、少なくとも世間一般で考えられているような、椎間板ヘルニアなどの構造異常ではないと考える。

Q2　整形外科の牽引などの理学療法は、なぜ効果が得られなかったのか？

A　私の場合は、脊柱などに大きな異常も変形もないので、構造異常を矯正する理学療法は意味がなかった。

Q3　構造異常があった場合、それが原因で発生した腰痛に理学療法は効果があるか？

A　最近の腰痛研究では深刻な構造異常を除いて、椎間板ヘルニアなどの構造異常と腰痛や下肢痛は無関係だとする報告が多い。大きな腰椎ヘルニアなどがあっても全く痛みが発生しない人も多くいるし、私のように構造異常がなくても激痛に悩まされる人もいる。理学療法中に治癒した例は、筋肉のストレッチ効果やマッサージ効果によって、初期症状から自然治癒した可能性が高いと考えられる。

Q4　鍼灸などの代替治療はなぜ効果が出なかったのか？

A　まったく効果がなかったわけではない。一時的に良かった治療方法もあった。圧痛点に鍼や灸をする方法は、トリガーポイントブロック注射と似た麻酔効果があると考えるが、持続性が低いようだった。また、代替治療院めぐりをしていた当時はすべて受身的治療であり、治療する先生に「治してくれ」という依頼のスタンス一点張りで、痛みの第二現場である自分の脳との闘いをしていなかったことが一番の敗因かもしれない。

Q5　一時少し快方に向かった理由は何か？

A　プールでの水中歩行や自宅でのストレッチは効果があった。他力本願ではない積極的な自分自身の取り組みであり、それらは、自分の心（脳）に快適感を与える行動であったと考える。車での通勤は、いちばん恐れていた通勤電車から逃れられた要因が、脳に対してプラスに働いたと考える。

Q6　なぜ、また激痛が襲ってきたのか？

A　少し良くなって油断をしていたことは事実だが、慢性化した痛みのループの強度が弱くなっていただけのことで、完治していたわけではなかった。当時新たな精神的ストレスが加わったことと、転勤になって電車通勤が再開したことで、解けかかっていた痛みのループがまた強くなってしまったと考える。

Q7　痛みのループとはどのような状態か？

A　なんらかの原因で発症した筋肉の痛みに執着し続けると、その痛みが新たなストレスとなって、脳はさらに痛みを下肢に送り続けるようだ。つまり「痛みが痛みを呼ぶ」状態ではなかろうか。

Q8　慢性化した腰痛や下肢痛とはどのような状態なのか？

Ａ　大半の腰痛症は筋肉の痛みであるＭＰＳ（筋・筋膜性疼痛症候群）であり、自然治癒することが多い。しかし痛みに固執して痛みのループに落ち込むと、一時、筋肉の障害がなくなった後でも、痛みが長期間継続してしまう。痛みのループがある時期構成されたとしても、脳がこれに気がつき、脳が自分自身でループを断ち切ってくれればよいが、慢性化した状態では、気がつかないままループが保持され、脳に「痛みの記憶」となって残ってしまう。

Ｑ９　神経根ブロック注射はなぜ効果が得られなかったのか？

Ａ　Ｌ５の神経根が傷みの第一現場ではなかったようだ。坐骨神経の通り道ではあったかもしれないが、脳から送られる痛み信号は、別なルートを通過した可能性もある。そして、「脳のリセット」をする一連の訓練をしなかったことも、効果が得られなかったひとつの要因であろう。

Ｑ10　高圧酸素治療はなぜ効果が得られなかったのか？

Ａ　第一現場（下肢や臀部）の痛みは、脳から送り込まれる痛み信号によって発生していると考えると、第一現場への酸素供給はあまり意味がなかったのかもしれない。

Ｑ11　サーノ博士理論の実践では完治しなかったのはなぜか？

Ａ　あまりに慢性期間が長く、また痛みのループの強度が強かったため、イメージ療法だけでは脳をリセットできなかったのだと考える。

Q12　脳をリセットするとは？

A　直接原因がない第一現場（腰部や下肢）に勝手に痛み信号を送り続けている脳に、それは勘違いであると認識させることである。

Q13　どうやって脳をリセットするのか？

A　痛みに執着している脳の注意を別な方向に向けさせ、痛み信号を「送る」作業をやめさせること。慢性化した痛みは脳の記憶となって残っているので、「痛いのは間違い」「痛くはない」「どこも悪くはない」「もう完治している」という自己暗示を、脳に上書きしてゆくのである。

Q14　どうやって脳の注意をそらすのか？

A　トリガーポイントブロック注射は局部麻酔注射である。痛みが送り続けられている第一現場に局部麻酔注射を打つと、数時間は第一現場の痛みが消失するので、第二現場の脳は痛みの判断作業をしなくなり、痛みのストレスから解放される。この間に意識的に脳を楽しいことに専念させて、脳の注意を痛みからそらしてしまうのである。

Q15　完治するまでのプロセスとは？

A　①毎週一回ペインクリニックで、トリガーポイントブロック注射を圧痛点に打つ。私の場合は、腰部硬膜外ブロック注射も同時にした。
②麻酔が効いて痛みが消失している間は、「楽しいこと」に専念する。ストレスが発生することはしない。
③脳をリセットする訓練をする。これは「痛みに執着しない訓練」と「良くなったイメージと自信を持つ訓練」である。
④抗不安薬の服用。これは脳をリセットする訓練を援護する強力な武器である。
⑤毎日の筋肉のストレッチ、マッサージ、週末のプールリハビリは肉体と気持ちをリラックスさせた。

一口で言えば、週一回のトリガーポイントブロック注射、抗不安薬の服用、そして日々の認知行動療法の組み合わせといえる。

これらを実行すると、七年間ももがき苦しんだ私の痛みは、一ヵ月で生活に影響がなくなるほどに改善し、三ヵ月ではほとんど完治に至った。

そして、その後に時折やってくる「条件反射痛」に対しても対処する術を体得した。

まとめてみれば、やったことは「たったそれだけのこと」のように思える。所詮は「たかが腰痛」なのである。しかし私にとって振り返ってみれば「されど腰痛」の長い道のりであった。

おわりに――慢性腰痛に悩むすべての人へ

思えば持病の腰痛から始まって、坐骨神経痛が発症してから十年が過ぎた。

もう電車も恐くなくなったし、朝晩には高台の家と駅をつなぐ坂道を勢いよく歩いている。ちゃんと歩けるようになったことに、とりたてて感慨もない。人間が歩けるのは当たり前のことであって、何年間も、立ち止まっては歩き、腰を曲げて佇み、電車の中で脂汗を流して唇を噛み、痛みを紛らわせるために太腿を青あざだらけになるほど抓ったことなど、まったくなかったことのように普通に歩いているのは一体何だったのだろう――そういぶかる自分がいるだけである。

決して悪夢を忘れたわけではないが、「立っていること、歩けること」など本当に普通のことであり、やっと日常に戻っただけのことでもある。

確かに振り返ればいろいろなことがあり、多くの人に巡り合い、そして助けられた。なんでもなかったらあんなにお金を遣わずに済んだとか、ずいぶん回り道をしてしまったとか、もっともっと楽しい時間が過ごせたとか、余計なことは考えないようにしている。

逆のことを言えば、いまだにそうした苦しみの中にいたのかもしれないのだから。

最初の発症では、なんとかごまかしながら趣味も楽しんできたが、さすがに再発・悪化のときは本当に厳しかったと思いだす。

最終的には最後の三ヵ月の闘いで決着がついた。

それは自分自身の心と脳との闘いであり、常に前向きに攻め込んだ結果だと思っている。

私の例は誰にでも当てはまるとは思わないが、こういった原因不明の痛みに苦しんでいる人には、ほんの少しでも参考になるのではなかろうか。

昔から「病は気から」といったものだが、人間という動物のすべてのエネルギーの根幹は心にあると思う。やる気をなくしては何もできないし、気持ちを強く持ってすれば難病もまた克服できるのである。

この神秘的な人間という生命体の生き死に、痛み苦しみ、喜びというようなメカニズムを、現代科学で無理やり解析することは無意味でもある。

人生はなんでもポジティブに進んでいかなければならないと、この病気を通じて今さらのように学んだ気がしてならない。

腰や足が痛くて七転八倒していたときにはあらゆる面で全く気持ちの余裕が無かった。他の同病の人の意見に耳を傾けたり、まして相談に乗ってあげるなどの余裕が無かったのだから。ようやく人並みになって、インターネットの腰痛掲示板などで様々な疼痛症に悩む人の話を真剣に見るようになった。そこで分かったことは、本当に悩み苦しんでいる人は皆「慢性疼痛症」の人達であった。慢性になってしまうといかに辛いか、私自身いやというほど思い知らされているから、彼らの思いは痛いほどわかる。

完治してから更に二年が経ち、私と同様の症状に悩む多くの人々にも出会った。

そして彼らの症状と自分の経過と重ねてみることにより、私が考え、実践した方法はあながち間違ってはいなかったと実感している。

この本を出版しようと考えたのは、あちこちの病院で出会った私と同じようにドクターショッピングする多くの患者さんや、仕事にも出られない深刻な人々、そして症状が発症して私と同じように時間とお金を遣って代替治療院を巡りめぐって出口にたどり着けない多くの人々に、少しでも役に立つ情報が提供できればと思ったからである。

多くの医師、治療院の先生、アドバイスをくれた諸先輩に対し、ここに深謝する。

ありがとうございました。

二〇〇九年十二月（改訂版）

著者

戸澤　洋二（とざわ・ようじ）

1950年　福島県福島市生まれ。
福島県立福島高等学校卒業。
岩手大学工学部電子工学科卒業の後、
電気機器メーカー勤務。技術士（電気・電子）
東京都青梅市に在住。フライフィッシング、
天体写真撮影、ラジコン飛行機など趣味多数。
私設「青梅勝沼天文台」運用。
ホームページ「青梅電脳通信台」
http://sky.geocities.jp/oumeastro/astrotop

腰痛は脳の勘違いだった

初刷　2007年5月15日
四刷　2016年3月15日

著者　戸澤洋二

発行人　山平松生

発行所　株式会社 風雲舎
〒162-0805　東京都新宿区矢来町122　矢来第二ビル
電話　〇三―三二六九―一五一五（代）
FAX　〇三―三二六九―一六〇六
振替　〇〇一六〇―一―七二七七六
URL　http://www.fuun-sha.co.jp/
E-mail　mail@fuun-sha.co.jp

印刷　真生印刷株式会社

製本　株式会社 難波製本

ISBN978-4-938939-47-2